Seilers Zucker

Kolumnen aus dem Leben eines Diabetikers

WORT & BILD VERLAG

ISBN: 978-3-927216-48-8

PZN: 13781654

1. Auflage 2017

Geschäftsführer: Andreas Arntzen (Vorsitzender), Dr. Dennis Ballwieser

Herausgeber: Dr. med. Marc Becker (Facharzt für Laboratoriumsmedizin)

Geschäftsadresse: Konradshöhe 1, 82065 Baierbrunn

Projektleitung: Martina Giggenbach

Redaktion: Dr. med. Andreas Baum, Anne-Bärbel Köhle, Dr. Sabine Haaß

Schlussredaktion: Eva Wendel

Leitende Artdirectorin: Silvia Dreyer

Layout: Ulrike Tölg

Bildredaktion: Michael Volkert

Bildbearbeitung: Marita Schirwitz

Produktion: Angelika Emmert

Externe Mitwirkende:
Externer Autor/Lizenzgeber: Stephan Seiler
Externe Illustratorin: Claudia Lieb
Externe Fotografen: Thomas Dashuber, Ronald Frommann

Druck: Kösel GmbH & Co. KG, Am Buchweg 1, 87452 Altusried-Krugzell

WORT & BILD VERLAG

Liebe Leserin, lieber Leser

→ Darf man über Diabetes lachen? Als wir vor acht Jahren den Hamburger Journalisten und Typ-1-Diabetiker Stephan Seiler mit der Kolumne „Seilers Zucker“ beauftragten, war das die zentrale Frage. Monat für Monat erreichen uns seitdem begeisterte Mails unserer Leserinnen und Leser, denen Stephan Seiler aus dem Herzen spricht. Für dieses Buch haben wir unsere 35 Lieblingskolumnen zusammengestellt. Viel Spaß beim Lesen – und beim Lachen, Ihre

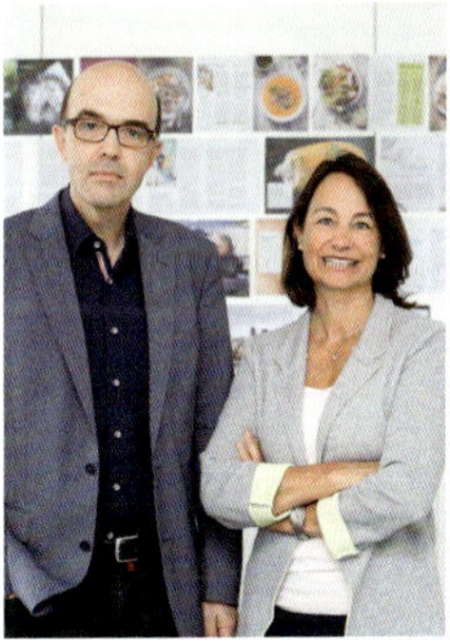

Dr. med. Andreas Baum

Internist, Editor at Large
Diabetes Ratgeber

Anne-Bärbel Köhle

Chefredakteurin
Diabetes Ratgeber

Inhalt

Hypo international

Joe bekämpft seinen Unterzucker mit Schokolade. Aber ist das wirklich gut für ihn?

→ Vor ein paar Jahren lebte ich einige Monate in Amerika, genauer gesagt in New York. Ich arbeitete in der Redaktion eines Magazins, und wie sich bald herausstellte, war ich nicht der einzige Diabetiker im Großraumbüro. Fünf Arbeitswaben weiter saß Joe, ein etwa gleichaltriger Mann mit dicker Brille, Hemd und Stoffhose. Joe hatte eine Schwäche für abseitige Themen, in den Konferenzen schlug er Reportagen über islamische Punkbands vor oder über Shopping-Malls, die wegen der Rezession leer stehen. Nicht nur deshalb war er mir sympathisch.

Als ich eines Tages an Joes Arbeitsplatz vorbeilief, kramte er aufgeregt in seiner untersten Schreibtischschublade. Ich erblickte jede Men-

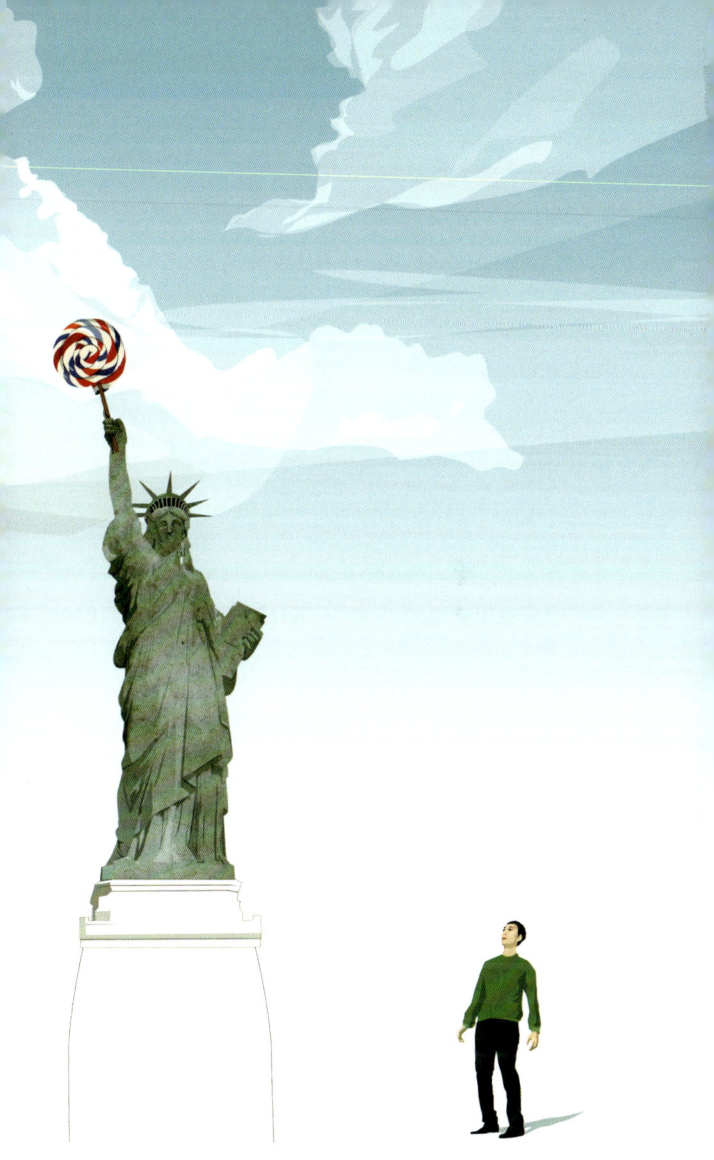

ge Schokoriegel: Twix, Snickers, Mars, Kitkat. Als ich Joe fragte, ob er einen Candyshop eröffnen wolle, schaute er glasig an mir hoch. „Ich brauch was Süßes, Dude“ (Dude = Kumpel), sagte er, „ich hab doch Diabetes!“ Ich war entzückt. Ein gleichaltriger Zuckergenosse im selben Büro!

Es folgte ein längeres Gespräch von Diabetiker-Dude zu Diabetiker-Dude. Irgendwann fragte ich Joe, warum er Schokoriegel esse, wenn er unterzuckert sei. Ich zeigte ihm meine Traubenzuckerpäckchen. Von denen hatte ich mindestens 30 aus Deutschland mitgebracht. Joe schaute, als hätte ich behauptet, die Amerikaner hätten im Irak doch noch Massenvernichtungswaffen gefunden. „Gibt's hier nicht“, sagte er und biss in ein Twix, „ich hab doch meine Riegel!“

Nachdem ich an meinen Platz zurückgegangen war, dachte ich über Joes und meine Hypo-Taktik nach. Traubenzucker, Cola, Schokolade – was hilft besser? Ich erinnerte mich, dass meine Ärzte von Schokolade stets abrieten.

Zurück in Deutschland, rufe ich Diätberaterin Annegret Hubbert vom Klinikum Dortmund an. „Was hilft am schnellsten, wenn ich zwei Broteinheiten brauche?“, will ich wissen.

Hubbert antwortet so, wie ich es mir gewünscht habe, mit einer Rangliste: „Am schnellsten wirkt Traubenzucker, mindestens vier Tafeln, oder ein Esslöffel Honig. Ein gehäufter Esslöffel Rosinen funktioniert auch prima, und gegen 24 Gummibärchen oder ein Glas Saft ist auch nichts zu sagen.“ Ich notiere. Rund 15 Minuten bräuchten diese Zuckerbomben, meint Hubbert, um eine drohende Ohnmacht abzuwenden.

„Und Joes Schokoriegel?“, schiebe ich hinterher. Die wirken zu langsam, teilweise erst nach 60 Minuten, antwortet Hubbert. Armer Joe, denke ich. „Wenn Sie Joe einen Gefallen tun wollen, empfehlen Sie ihm einen Löffel Ahornsirup. Der ist bei Amerikanern ohnehin ein Grundnahrungsmittel und hilft genauso fix wie Traubenzucker.“ In Joes Candyshop unter seinem Schreibtisch wäre sicher noch Platz dafür. Obwohl ich schon ahne, was er sagen würde: „Mag ich nicht. Ich hab doch meine Riegel!“

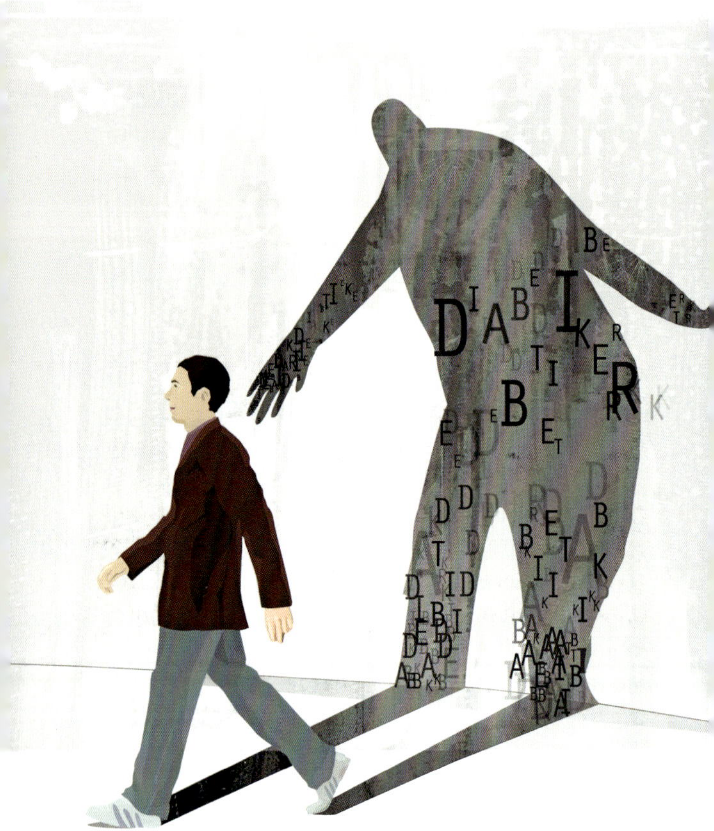

Mein Zucker, dein Zucker

Vom Männchen im Kopf – und warum es besonders laut schreit, wenn sich ein Diabetiker nähert

→ Sie begegnen mir immer wieder, diese Diabetiker. Kaum sehe ich sie, haue ich ab. Das war schon so, als ich Diabetes bekam, mit 15. Eine Mitschülerin erkrankte ein paar Monate vor mir. Eigentlich eine tolle Sache, wir könnten uns ja austauschen oder mit Traubenzucker aushelfen, sagte meine Mutter. Das Gegenteil trat ein: Der Kontakt zwischen meiner Mitschülerin und mir war nie besonders eng. Nach meiner Diagnose riss er total ab. Wir tauschten weder Zucker noch Informationen.

Ähnlich lief es, als ich studierte. Ich wohnte damals in einem Mainzer Studentenwohnheim. Die meiste Zeit verbrachte ich in der Küche meiner Nachbar-WG. Dort wohnten drei Studenten, alle in meinem Alter. Wir zockten Poker, tranken Bier. Bis eines Tages Jochen fehlte. Er sei im Krankenhaus, sagten seine Mitbewohner, wegen seines Zuckers. Als Jochen zurückkehrte, redeten wir 20 Minuten über seinen Diabetes. Ich versprach, ihm zu helfen, wann immer er wolle. Dazu kam es nicht. Ein paar Tage später fanden die Pokerabende ein Ende. Kürzlich wurde mir bei einer Party ein Gast mit Diabetes vorgestellt. Ich sagte „Hallo", dann nichts mehr. Mir fiel nichts ein, worüber ich sprechen wollte. Bis heute frage ich mich, was diese Anekdoten bedeuten. Scheue ich den Kontakt zu anderen Zuckerkranken?

Ich rufe Professor Bernhard Kulzer vom Diabeteszentrum Mergentheim an. „Bin ich krank?", frage ich ihn und meine damit nicht die Dysfunktion meiner Bauchspeicheldrüse. „Sie sind zumindest kein Sonderling", antwortet der Psychologe. Was man auch daran sehe, dass von bundesweit sieben Millionen Menschen mit Diabetes nur 30.000 eine Selbsthilfegruppe besuchen. Aus irgendeinem Grund scheinen die meisten Diabetiker nicht dazu bereit, andere Diabetiker dauerhaft in ihr Leben zu lassen. Die Frage ist nur: Warum?

Ich erinnere mich an die monatlichen Diabetiker-Runden in meiner Jugend, zu denen mich meine Eltern schickten. Die hatten etwas von Kaffeeklatsch. Jeder versuchte den anderen mit einer skurrileren Anekdote zu überbieten. Unterzucker in der Riesenrutsche! Geplatzte Insulinpatrone im Club-Urlaub! Überzucker nach Meisterschaftsfeier! Manchmal erfand ich Geschichten, um mithalten zu können.

Rührt meine Scheu von diesen Treffen? Psychologe Kulzer hat noch eine zweite Idee. Da gebe es dieses Männchen im Kopf vieler Diabetiker. „Mach nicht so lässig“, mahnt es immerzu, mal lauter, mal leiser, je nach Blutzuckerspiegel. „Womöglich fängt dieses Männchen an zu schreien, sobald Sie anderen Zuckerkranken begegnen. Vielleicht weil Sie vermuten, die anderen sind besser eingestellt, leben gesünder!“ Unter Nicht-Diabetikern bleibe das Männchen im Kopf meist still, so Kulzer. „Da ist der Diabetes nicht mehr das Hauptthema, sondern nur noch eine Randbedingung Ihres Lebens.“

Mehr als eine Randbedingung meines Lebens soll der Diabetes bitte auch nie werden, denke ich mir. Oder was sagst du dazu, Männchen in meinem Kopf?

Abgezählt

Wie viele Blutzucker-Teststreifen stehen einem Diabetiker zu? Frau K. macht ihre eigene Rechnung auf

→ Wer seinen Doktor sehen will, muss an einer besonderen Spezies vorbei: den Arzthelferinnen. Die sind natürlich nicht nur Vorzimmerdamen, nein, sie sind so etwas wie Torwächter. Sie bestimmen über Wunschtermine, Wartezeiten und Versorgung mit Medikamenten.

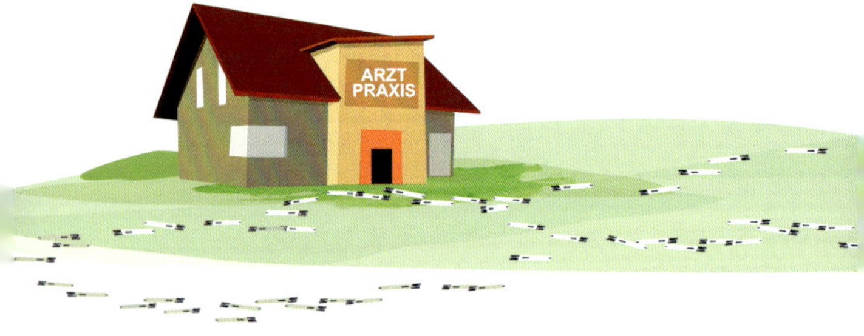

Oder, mit anderen Worten: Als chronisch Kranker ist man ihnen völlig ausgeliefert. Weshalb ich stets versuche, mir ihr Wohlwollen durch mitfühlende Alibi-Fragen zu erschleichen (gut funktionieren Sätze mit Tagesbezug à la: „Wie lange müssen Sie denn noch malochen bei dem schönen Wetter?"). Man sollte die Macht der Arzthelferinnen also nicht unterschätzen. Sie gegen sich aufzubringen ist eine dumme Idee. Eigentlich.

Manchmal geht es aber nicht anders. Und damit wären wir bei Frau K., der Helferin meines Diabetologen. Frau K. treibt mich seit Monaten in den Wahnsinn, immer wenn ich mir Blutzucker-Teststreifen verschreiben lassen möchte. Früher erhielt ich so viele, wie ich brauchte. Um

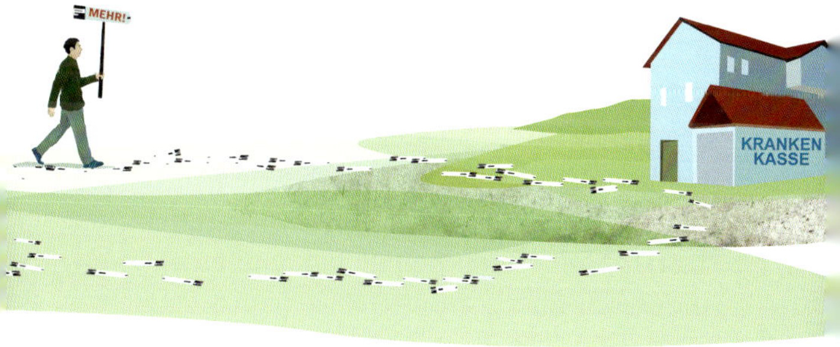

meinen Zuckerspiegel zuverlässig überwachen zu können, messe ich nach dem Aufstehen, vor Mahlzeiten, vorm Schlafen, vorm Autofahren, dem Schwimmen oder dem Sex. Ich teste meinen Zuckerspiegel im Schnitt sieben Mal am Tag. Im Quartal macht das fast 650 Teststreifen. Die ich brauche. Aber nicht mehr bekomme. Denn Frau K. meint neuerdings, dass sie fortan nur noch 550 Blutzucker-Teststreifen aufschreiben könne. Sie setzt dazu ihren standardisierten Mitleidsblick auf, schaut über den Rand ihrer Brille und sagt: „Die Krankenkassen gestatten uns nicht mehr." Jeden zusätzlichen Streifen müsse ihr Chef aus eigener Tasche zahlen. Fehlende Streifen könne ich käuflich in der Apotheke erwerben. Irgendetwas Schriftliches kann mir die gute Dame nicht zeigen. Jede weitere Frage blockt sie ab. Torwächter wie Frau K. können das gut, das Abblocken scheint Teil ihrer Berufsausbildung zu sein.

Zu Hause rufe ich jemanden an, der sich mit den Rechten von Diabetikern auskennt. Rechtsanwalt Oliver Ebert aus Stuttgart ist Vorsitzender im Ausschuss Soziales der Deutschen Diabetes Gesellschaft. Ihn erreichen öfter Beschwerden von Patienten, die von ihren Ärzten Teststreifen vorenthalten bekommen. Dürfen die das? Ebert antwortet genauso entschieden wie Frau K., aber offenbar mit etwas mehr Fachwissen. „Wie viele Teststreifen Sie erhalten, obliegt allein der Entscheidung Ihres Arztes“, meint er. „Die Kasse hat dem Arzt insoweit gar nichts zu sagen.“ Wenn meine Arzthelferin das Gegenteil behaupte, sei das Unsinn. Mein Diabetologe würde nur dann zur Kasse gebeten, wenn er meine Rezepte nicht rechtfertigen könne. „Mir ist kein Fall bekannt, dass ein Arzt für zu viele verschriebene Teststreifen selbst bezahlen musste“, sagt Ebert.

Warum tun Ärzte (und deren Helferinnen) dann so, als ginge es mit jedem Rezept um ihre Existenz? Ebert meint, dass viele hier schlecht informiert seien. Oder den Aufwand scheuen, der entsteht, um zusätzliche Teststreifen zu begründen.

Soll ich also seltener meinen Blutzucker messen und schlechtere Werte riskieren, weil mein Arzt sonst nicht rechtzeitig auf den Golfplatz kommt? Vielleicht sollte ich das Frau K. fragen. Und mich anschließend nach ihrem Befinden bei dem guten Wetter erkundigen. Ich möchte die Gute ja nicht gegen mich aufbringen …

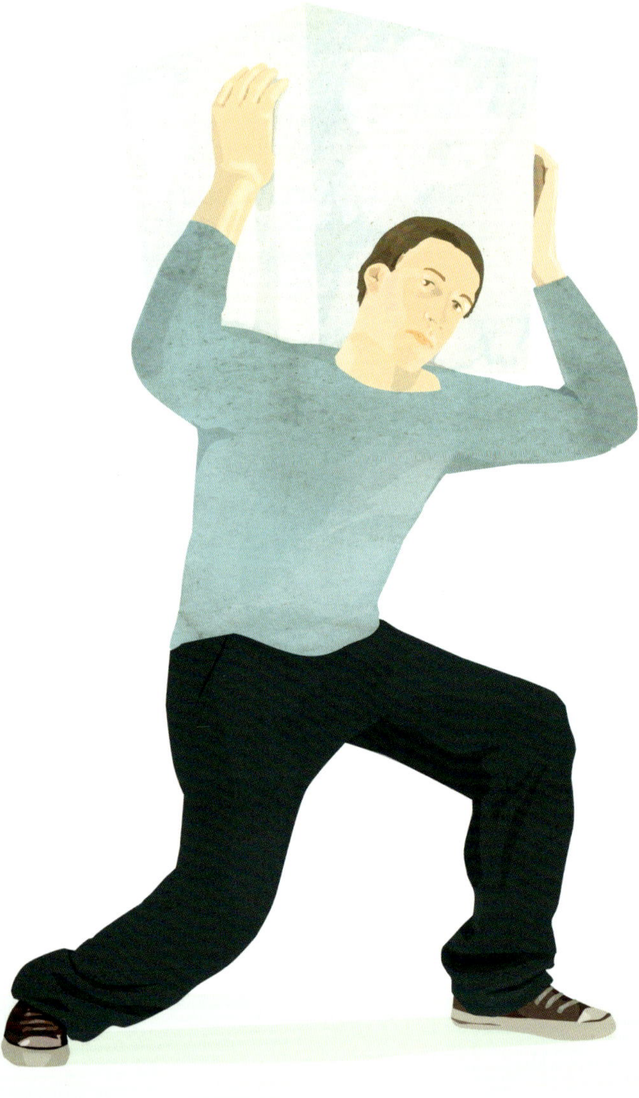

Oje, so schlimm?

Der Quatsch um den besonders schweren Zucker

→ Mit Marina könnte ich anfangen, meiner Bekannten in Hanoi, bei der ich übernachtet habe. Oder mit Nina, der Frau eines Schulfreundes. Oder Daniel, meinem Kumpel, mit dem ich donnerstags Squash spiele. Mir würden noch rund achtzig weitere Kandidaten einfallen, wenn ich wollte. Alle haben eines gemeinsam: Sie haben mir die falsche Frage gestellt. Eine Frage, mit der sie wahrscheinlich ausdrücken wollten, dass sie sich um mich sorgen. Dass sie sich für meinen Diabetes interessieren.

Die Frage wird häufig dann gestellt, wenn ich erzählt habe, was ich da so mache mit den Insulinpatronen und all den Blutzucker-Teststreifen. Wenn ich erkläre, dass ich mich täglich rund sechs Mal spritze, manchmal auch häufiger. Dass ich fast genauso oft meinen Blutzucker messe. Dann ist sie da, diese Frage, die mich wahnsinnig macht, und zwar seit 16 Jahren. Sie beginnt meist mit einem Ausruf wie „Oje“, woraufhin folgt: „Hast du so einen schweren Zucker?“

Wenn jemand etwas von mir wissen möchte, bemühe ich mich stets, eine zufriedenstellende Antwort zu geben.

Aber wie, verdammt, soll das bei dieser Idiotenfrage gehen? Wie bemisst man die Schwere des Zuckers? In Gramm? In Gallonen? In der Summe der beschädigten Nervenzellen? In Insulineinheiten?

Wie muss ich mir einen „besonders schweren Zucker“ überhaupt vorstellen? Wie einen Würfelzucker mit dem Gewicht einer Billardkugel? Wenn ich gut gelaunt bin, antworte ich, dass es meiner Meinung nach nur einen gut oder schlecht eingestellten Diabetes gibt. Und dass dieser nicht davon abhängt, wie häufig ich spritze.

Bisweilen ernte ich daraufhin Blicke, die mir sinngemäß übermitteln: „Ja, ja, rede du nur, in Wahrheit bist du sicher schon halb tot.“ Es ist zum Verzweifeln. Oder gibt es den „schweren Zucker“ etwa doch? Findet sich dieser Ausdruck etwa im Nachschlagewerk Pschyrembel, den fast alle Ärzte in ihrem Praxis-Regal stehen haben? „Ganz sicher nicht", meint Diethelm Tschöpe. Der Professor ist Direktor des Diabeteszentrums in Bad Oeynhausen. „Der Satz mit dem schweren Zucker ist umgangssprachlich – und blanker Unsinn", sagt er. Wie gut der Diabetes eingestellt sei, bemesse sich nicht am Spritzaufwand.

In seinen Schulungen ärgern sich immer wieder vor allem jüngere Diabetiker über solche Fragen, die stets auch ein gewisses Missmanagement unterstellen, erzählt Tschöpe. „Tatsächlich leben Diabetiker, die sich fünf Mal täglich Insulin spritzen und Triathlon laufen, gesünder als Nicht-Diabetiker, die stets faul auf dem Sofa liegen." Ein schöner Vergleich des Professors, wie ich finde. Schade nur, dass ich kein Triathlet bin.

Total Banane

Gelb, krumm, zermatscht: Sieht so wirklich ein gutes Mittel gegen Unterzuckerungen aus?

→ Ob krumm oder quadratisch: Ich kann sie nicht mehr sehen. Was ich meine? Jene Lebensmittel, die für Diabetiker bisweilen zu Überlebensmitteln werden: Bananen und Traubenzucker. Als vor vielen Jahren Diabetes Typ 1 bei mir festgestellt wurde, bewarben Kliniken sie als perfektes Gegenmittel für Hypoglykämien, also Unterzuckerungen. Beides wirke schnell und sei einfach zu verzehren.

Ach, und was ist mit dem Transport? Traubenzucker zerbröselt in der Jackentasche, Bananen werden in so ziemlich jedem Gepäckstück zerquetscht, das in westlichen Zivilisationen hergestellt wird. Ich suchte nach Alternativen: Gummibärchen? Schmecken super,

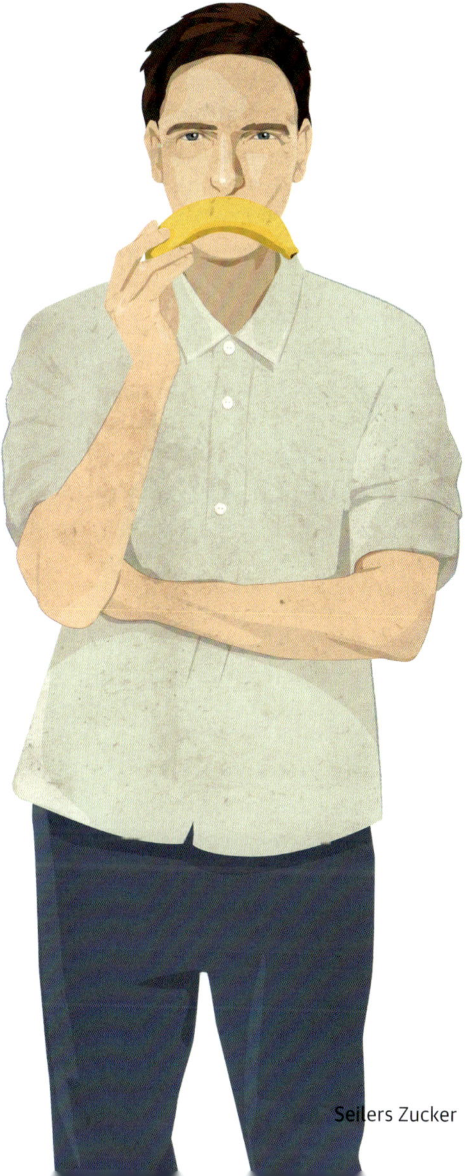

sind leicht zu transportieren – aber schwierig zu kalkulieren, auch weil die Versuchung groß ist, mehr zu essen als nötig. Orangen? Probiert und verworfen, weil es nicht sonderlich sexy ist, unterzuckert die harte Schale einer Apfelsine abzuschälen und sich dabei mit Orangensaft vollzuspritzen. Säfte und Cola? Wunderbar, aber nicht immer verfügbar. Überhaupt: Was ist heute State of the Art bei der Beantwortung der Frage, wie ich den Kollaps am rasantesten verhindere, ohne mich dabei zu blamieren?

Ich rufe im Diabeteszentrum Mergentheim an und schildere Dr. Astrid Tombek meine Nöte. Sie antwortet mit echten Neuigkeiten. Zunächst tröstet mich die leitende Ernährungs- und Diabetesberaterin: „Spätestens nach zehn Jahren mit Diabetes nerven Bananen und Traubenzucker fast jeden." Dann räumt sie mit dem Mythos um die Krummfrucht auf: „Früher wurde gerne Obst empfohlen, weil es auch gesund ist." Das sei es auch, doch so schnell ins Blut gingen die meisten Obstsorten eben nicht, schon gar nicht Bananen. Warum wurden diese mir dann angedient, übrigens auch in Tombeks Klinik? Die Beraterin: „Vermutlich weil sie einfach zu schälen sind." Tombek fährt fort: Birnen oder Äpfel seien noch langsamer. Bei Unterzuckerungen spiele die Zeit eine wichtige Rolle.

„Wer den Körper nicht an die Unterzuckerung gewöhnen und damit sichergehen möchte, dass er weiterhin die Symptome einer Hypoglykämie früh genug erkennt, sollte auf Lebensmittel setzen, die schnell ins Blut gehen."

Welche sind das? Tombek überlegt nicht lange. Am raschesten wirkten die denkbar ungesündesten Getränke: Colas und Limonaden. Dann Traubensaft. Dann Traubenzucker. Dann Gummibärchen. Etwa in dieser Reihenfolge. Das muss ich mir merken, ich schreibe mit: dreimal ungesund und einmal gesund (mit Letzterem ist der Saft gemeint). Moment, meint da Frau Doktor, zum Thema Säfte wolle sie noch etwas sagen. Auch Apfel- und Orangensäfte wirkten eigentlich zu langsam. Blöd, denke ich, die beiden mag ich, im Gegensatz zu Traubensaft. Also Cola. Ich jubiliere innerlich und will zugleich kaum glauben, dass mir eine der ranghöchsten Ernährungsberaterinnen der Republik bei einer Unterzuckerung just zu jener Zuckerbombe rät, die sonst als Ursache für Typ-2-Diabetes herangezogen wird.

Andererseits, man soll sich dem Rat des medizinischen Fachpersonals ja nicht widersetzen. Auch wenn das Bananenplantagenbesitzern und Traubenzuckerproduzenten nicht gefallen wird.

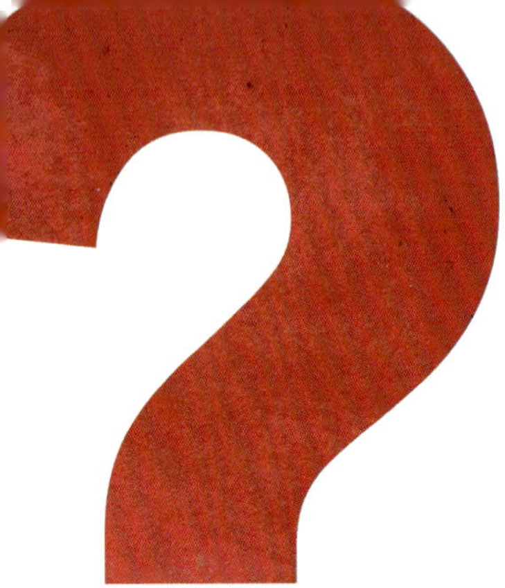

Hab ich oder hab ich nicht?

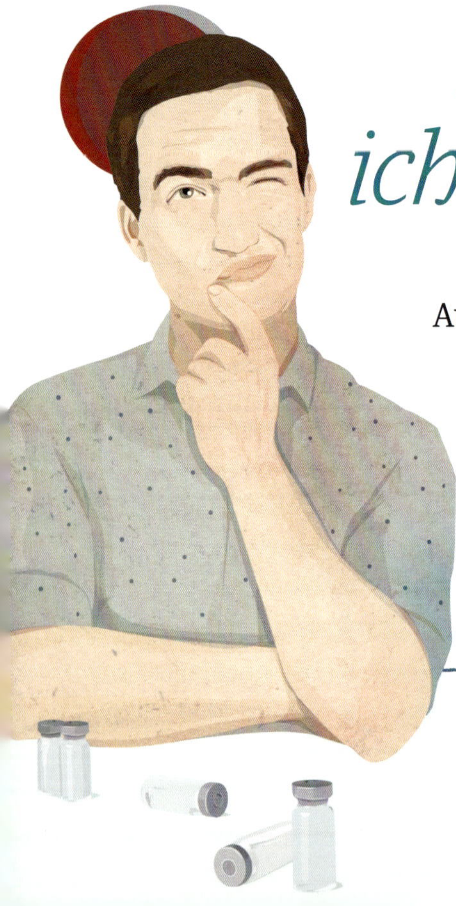

Seltsam: Ausgerechnet beim Insulinspritzen streikt das Gedächtnis

→ Ich bin krank. Damit ist diesmal nicht der kleine Defekt in meiner Bauchspeicheldrüse gemeint. Ich habe da noch ein Zipperlein. Man könnte es temporär auftretende Insulinvergesslichkeit nennen. Oder Spritz-Alzheimer. Die Krankheit ist trickreich und sucht mich fast jeden Abend zu einer bestimmten Zeit heim, zwischen neun und zehn Uhr. In jener Stunde versorge ich mich täglich mit Langzeitinsulin, das 24 Stunden meinen Blutzucker grundversorgen soll. Die Uhrzeit ist eine feste Marke. In mehr als 20 Jahren brannte sie sich derart in mein Hirn ein, dass ich keine Tagesthemen mehr schauen kann, ohne halb panisch zu denken: „Habe ich schon oder habe ich noch nicht?"

Lange war ich so besorgt, die Basaldosis zu vergessen, dass ich abendlich Punkt 22 Uhr spritzte, egal wo und mit wem ich zusammen war (was hieß, dass ich mehrere Nadeln beim Versuch zerstörte, sie durch meine Jeans zu jagen). Auf Manie folgte Amnesie. Mein heutiger Normalzustand ist, dass ich Minuten nach der 22-Uhr-Injektion nicht mehr weiß, ob die Injektion stattgefunden hat. Diese allabendliche Routine ist wie zur Toilette gehen: Alle Handgriffe sind eingeübt und bedeutungsleer. Aber Spritz-Alzheimer ist noch fieser: Er scheint dafür zu sorgen, dass mein Hirn allein den

Gedanken ans Spritzen mit dessen Umsetzung gleichsetzt. Wie ein Gespräch beweist, das drei meiner Hirnzellen kürzlich geführt haben:

Zelle A: „Haben wir heute schon basal gespritzt?“

Zelle B: „Glaube nicht, aber was weiß ich schon.“

Zelle C: „Machen wir in der Werbepause!“

A: „Vergessen wir das nicht?“

B: „Oh, das wäre gar nicht gut.“

C: „Keine Sorge, ich pass auf.“

(Einige Minuten später:)

A: „Ist es nun so weit?“

C: „Was?“

A: „Spritzen!“

B: „Haben wir das nicht längst?“

C: „Klar, eben, vor der Werbepause!“

B: „Welcher Werbepause?“

A: „Ich weiß nicht, aber wenn ihr meint, wird es schon stimmen. Bis morgen!“

(Am nächsten Morgen:)

A: „Alarm, Alarm!“

B: „Was? Wer? Wo?“

A: „Wir haben die Basaldosis vergessen.“

C: „Sicher? Ich wollte doch aufpassen.“

A: „Wir müssen sofort etwas tun!“

B: „Tun? Was denn? Wie denn?“

(Die drei diskutierten weiter.)

Natürlich weiß ich, was zu tun ist, sollte ich das Basalinsulin doppelt oder gar nicht gespritzt haben. Aber woran liegt es, dass mich mein Gedächtnis ausgerechnet beim Insulin im Stich lässt? Ich habe schon alle möglichen Memory-Tricks ausprobiert, Strichliste und Tagebuch geführt, mir nach jeder Injektion Punkte aufs Handgelenk gemalt – nichts half, weil ständig etwas fehlte: mal Liste, mal Buch, mal Stift. Warum kann dafür nicht jemand eine App erfinden? Wieso leuchtet die Einstichstelle nach der Injektion nicht einfach ein paar Stunden? Das wäre praktisch.

Schließlich finde ich etwas: eine Kappe für den Pen. Wird sie aufgesetzt, läuft eine Stoppuhr. Sie zeigt, wie lange die letzte Injektion her ist. Nimmt man die Kappe ab, wird die Zeit auf null gesetzt. „Gibt Sicherheit“, jubelt der Hersteller …

Bloß frage ich mich: Was ist, wenn die Kappe versehentlich abfällt? So zwischen neun und zehn am Abend?

Im Reich der Zuckersüßen

Das Beste an Facebook: Die bescheuerten Fragen

→ Eigentlich haben wir Diabetiker es gar nicht so schlecht getroffen. Gut, Messen und Spritzen sind etwas enervierend. Aber verglichen mit anderen Krankheiten bietet Diabetes wunderbares Unterhaltungspotenzial. Er wird nie langweilig, ständig ist was los, das Zählen der Kohlenhydrate, das Berechnen der Einheiten, ab und an berauschende Hypoglykämien mit immer neuen Symptomen. Dazu all das Wissen, das man täglich hinzugewinnt („Ach, so viele Kohlenhydrate stecken in Mais-Tortillas!“).

Beim Diabetes gibt es immer etwas zu wundern und zu besprechen. Was gut ist, sonst würde diese Kolumne keinen Sinn ergeben. Vielleicht werden deshalb auch auf Facebook immer mehr Diabetesgruppen gegründet. Seit

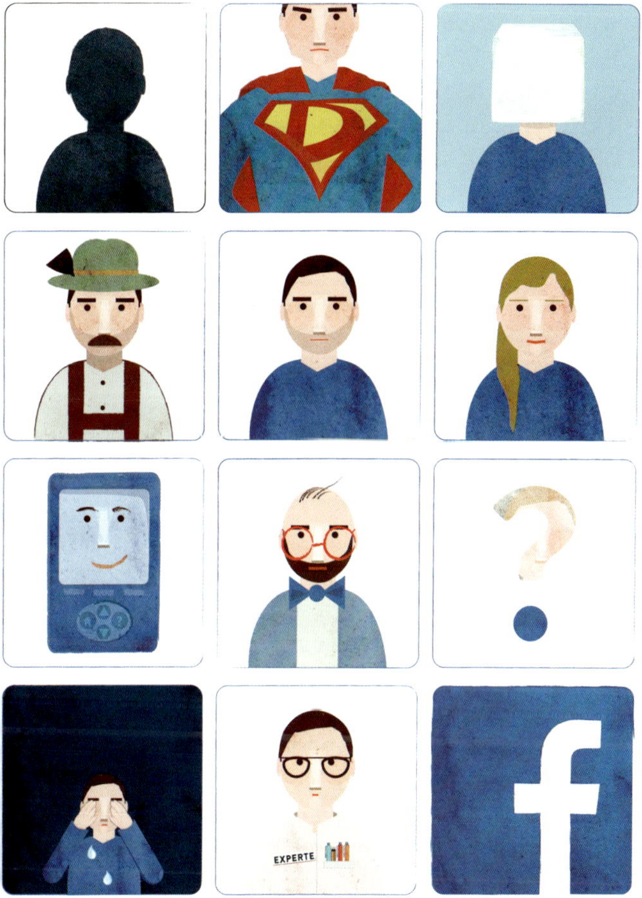
EXPERTE

einigen Monaten bin auch ich Mitglied in zwei solchen Gruppen, die so einfallsreiche Namen tragen wie: „Diabetes Typ 1" und „Diabetes Typ 1 Hamburg".

„Hallo, ihr Süßen" gilt als angemessene Begrüßung. Einige haben ihrer Krankheit zudem den Kosenamen „Dia" verliehen. Eine Frau namens Nancy verkündet ihren HbA1c in Höhe von 6,5 mit fünf Herzchen. Langweilig, ich scrolle weiter. „Zaza Eule" regt sich auf: „Guten Morgen ihr Zuckersüßen, ich muss mich jetzt mal auskotzen. (...) Seit 3 bis 4 Nächten steig ich ohne Grund an (zwischen halb 4 & halb 6) & komm dann morgens mit 300+ raus." Interessiert mich das? Da erscheint schon Lydia und schreibt, dass sie „Mutter von einem zuckersüßen Typ-1-Jungen (19 Jahre)" sei, der sowohl in der Nullbockphase als auch in einer Depression stecke. Ich bin kurz betroffen, aber schon ploppt der nächste Post auf, von Anna Maria: „Bester Spruch des Tages: Mach doch einfach Sport, dann brauchst du kein Insulin!"

Ich schmunzele kurz, bin aber längst abgelenkt von den Kommentaren der anderen Zuckersüßen. Meine Aufmerksamkeitsspanne nähert sich der des Vogels Strauß. In den Diabetes-Facebook-Gruppen ist einfach zu viel los. Jede Meinung, jede News, jede Frage wird diskutiert. Das bereitet großen Spaß, manchmal Kopfschütteln, ab und an Fremdschämen (zum Beispiel wenn Männer ihre Diabetesberaterin „Dia-Fee“ nennen).

Auch Soziologen hätten ihre Freude. Denn im blauen Facebook-Becken tummeln sich herrliche Diabetiker-Archetypen. Da sind die Berufsdiabetiker, die selten selbst posten, lieber die Fragen anderer mit ihrem Fachwissen veredeln. Oder die Empörten, die laufend unter hohen Zuckerwerten oder schlechten Ärzten leiden, sich als Opfer ihrer Gene, der Pharmabranche, ach, des ganzen Systems sehen. Interessant auch die Glucken, die den Diabetes als Schicksalsgemeinschaft begreifen. Sie organisieren sogar Treffen. Diabetes scheint für sie ein Happening zu sein, das nie endet.

Am liebsten sind mir jedoch die einfachen Fragesteller. Die genauso wundernd durchs Leben torkeln wie ich. Die wissen wollen, ob der amerikanische Zoll ihnen bei der Einreise den Pen abnimmt (tut er nicht!) oder ob Stand-up-Paddeln für Diabetiker erlaubt sei (natürlich ist es das!). Ich bin also nicht der Einzige, der bescheuerte Fragen stellt. Das zu wissen ist vielleicht das Schönste, was mir die Welt der Zuckersüßen bieten kann.

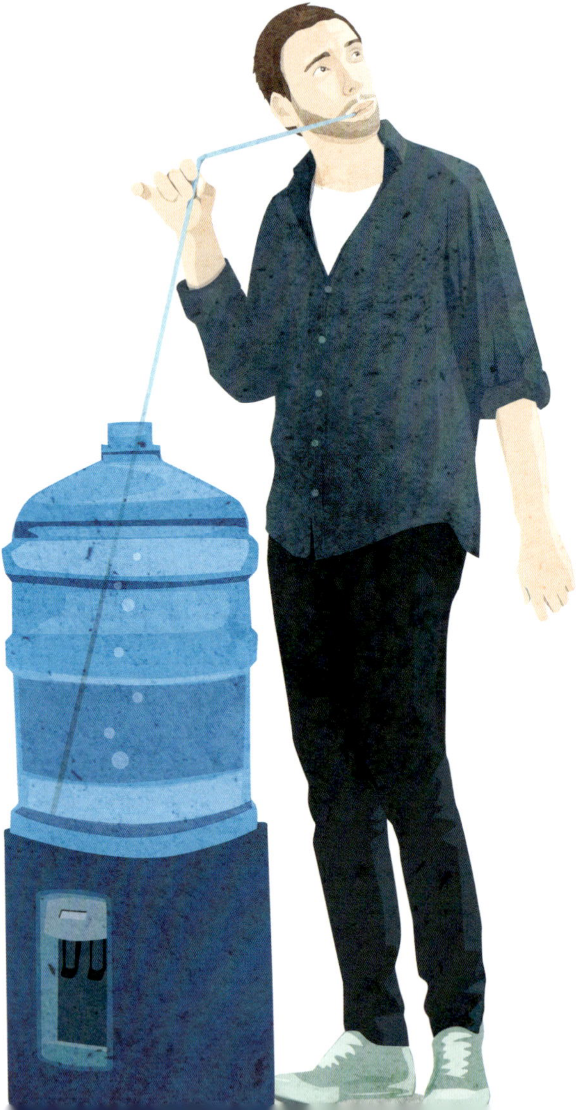

Durst!

Müssen Diabetiker wirklich mehr trinken als andere Menschen?

→ Kamen Sie schon mal in den Genuss einer Fußreflexzonenmassage? Eine halbe Stunde liegen Sie da, und eine Fachkraft kümmert sich gemäß alten chinesischen Lehren um Ihre Ballen und Zehen. Die werden gedrückt und gezogen, dass es eine Freude ist.

Tatsächlich, so die Lehre, unterteilt sich die Sohle eines Menschen in verschiedene Bereiche, die über sogenannte Meridiane mit einem Körperteil verbunden sind. Das Großzehengelenk etwa mit dem Nacken, die Ferse hinten mit dem Knie, weiter vorne mit dem Enddarm und so weiter. Ich liebe diese Theorie, denn sie vereinfacht alles, was mir sonst ein Rätsel ist. Eine schöne Vorstellung, dass ich nur das Äußere abtasten muss, um zu begreifen, was in meinem Inneren nicht stimmt. Mit diesem Wissen verstehen Sie womöglich die Sorge, die mich kürzlich ereilte, als ich in einem Spa-Hotel ausspannte. Als die Fußreflexzonenmasseurin, eine ausgebildete Fachkraft mit Urkunde, auffallend lange meinen Mittelfuß drückte, fragte sie plötzlich: „Kann es sein, dass Sie zu wenig Wasser trinken?“ Jener Punkt, der mit meinen Nieren verbunden ist, sei „total fest, was auf Dehydrierung hindeutet“.

Ich erschrak. Ein halbes Jahr zuvor, bei einer anderen Reflexzonenmassage, hatte mir die damalige Therapeutin das Gleiche mitgeteilt: „Sie sollten mehr trinken!“ Dabei tue ich das doch! Schon vor dem Mittagessen leere ich zwei Glasflaschen, die gemeinsam anderthalb Liter ausmachen. Am Nachmittag geht es genauso flüssig weiter. Abends kommen Tee und zuckerfreie Cola hinzu. Ich trinke mindestens vier Liter am Tag. Was sollen da diese Belehrungen?

Klar, wenn mein Blutzucker auf Werte jenseits der 200 mg/dl (11,1 mmol/l) schießt, gehört zum natürlichen Abwehrprozess meines Körpers, dass ich durstig werde. Das zusätzliche Wasser soll den Zucker aus dem Körper schwemmen, was eine hübsche Vorstellung ist. Was aber, wenn ich nicht überzuckere und trotzdem meine vier Liter trinke: Ist das dann dennoch zu wenig? Sicherheitshalber rufe ich alle meine Ärzte an. Schließlich ist Wasser gleich Leben.

Die Mediziner, die ich erreiche, verneinen unisono, jemals so etwas gehört zu haben. Auch im Diabeteszentrum Bad Oeynhausen, wo ich gerne bei Fragen diffuser Art vorstellig werde, weiß man nichts davon. Ich rufe meine ehemalige Nachbarin an, eine Diabetesberaterin. Auch sie hat noch nie davon gehört, dass Diabetiker mehr trinken sollten.

Jetzt kann nur noch Doktor Internet helfen. Auf einer Website finde ich eine herrlich allgemein formulierte Aussage: „Im Vergleich zum Nicht-Diabetiker ist der Flüssigkeitsbedarf bei Diabetes eher höher, weil es durch unvermeidbare Blutzuckerschwankungen zu größeren Volumenschwankungen in den Wasserspeichern im Körper kommen kann." Das Tollste an diesem Satz ist das Wörtchen „eher", weil damit quasi alles und nichts gesagt wird. Ach ja, außerdem steht da noch, Diabetiker sollten mindestens zwei Liter pro Tag trinken. Was ich, ich wiederhole mich, deutlich übertreffe.

In mir steigt Enttäuschung auf. Kann mir denn keiner eine wasserdichte Empfehlung geben? Vielleicht Sie, werte Leser? Würden Sie Ihre Trinkerfahrungen mit mir teilen?

Ich rufe inzwischen meinen Getränkelieferanten an.

Was kommt als Nächstes?

Von schlummernden Zeitbomben und ungeahnten Schrecknissen

→ Der Anruf erreichte mich an einem Samstagmorgen. Meine Schwester teilte mir mit, dass unsere Familie um ein Krankheitsbild reicher geworden sei. Bei ihr wurde eine Gluten-Intoleranz festgestellt. Im Kern bedeutet das, dass sie auf normales Brot und Nudeln verzichten muss. Warum ich das alles erzähle? Meine Schwester hatte noch eine weitere Botschaft parat. Sie habe von ihrer Ärztin erfahren, dass ihre Intoleranz und Typ-1-Diabetes häufig gemeinsam auftreten. Beides seien Autoimmunkrankheiten. Das Immunsystem hat eines Tages und irrtümlicherweise begonnen, körpereigenes Gewebe als Fremdkörper zu bekämpfen.

In einer Familie, bei der jeder Husten als Vorbote einer Tuberkulose gewertet wird, lösen

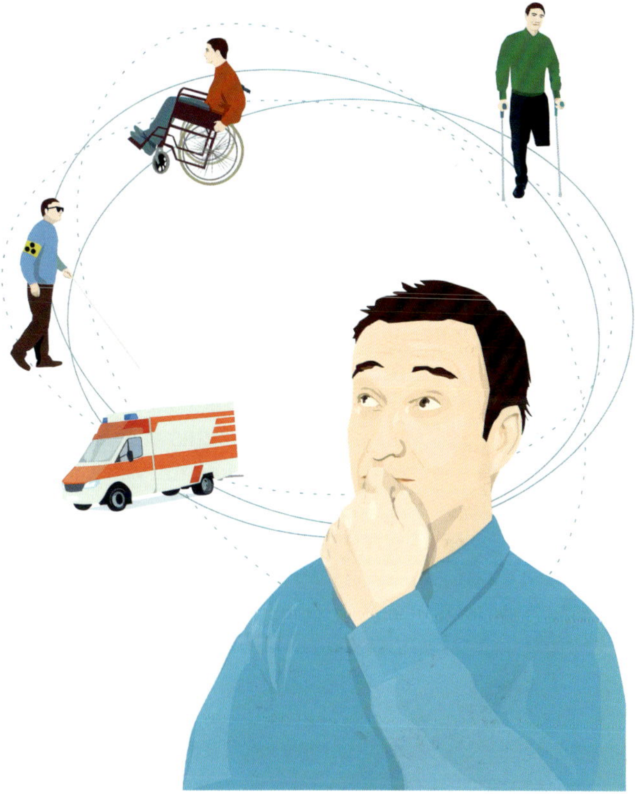

solche Nachrichten sofort hektische Reaktionen aus. Ich ließ umgehend mein Blut auf Antikörper gegen Gluten untersuchen. Online fand ich genügend Belege für die These, dass mein fehlgesteuertes Immunsystem die Ursache mehrerer Leiden sein kann. Diabetes, Gluten und dann was?

Meine Gedanken wanderten von einer Krankheit zur nächsten. Und damit meine ich nicht nur Folgeerkrankungen wie Blindheit oder Nierenschäden, die mich bekanntermaßen heimsuchen können, wenn ich nicht auf meinen Blutzucker aufpasse. Sondern tickende Zeitbomben, von denen ich gar nicht wusste, dass es sie gibt. „Was kommt als Nächstes?", fragte ich erst mich und dann Professor Diethelm Tschöpe, den Direktor des Diabeteszentrums in Bad Oeynhausen. „Diabetes dominiert die Erlebensphase so sehr, dass es für viele Betroffene unvorstellbar ist, eine weitere Krankheit zu bekommen", begann er. Mich kann er damit nicht meinen. „Dabei bekommt niemand einen Rabatt, nur weil er Insulin spritzt", so der Professor. Da fühlte ich mich angesprochen.

Tschöpe sagte, Gluten-Intoleranz sei tatsächlich eine der häufigeren Begleiterkrankungen von Diabetes. Auf die Frage, was mir sonst noch blühe, spulte der Klinikdirektor eine Liste ab.

Meine Schilddrüse und die Kortison produzierende Nebennierenrinde könnten leichter Opfer einer Unterfunktion werden als die eines Gesunden. Übergewichtigen Typ-2-Diabetikern drohten zudem alle möglichen Krebs-Arten; Einser-Typen haben eine niedrigere Knochendichte und daher öfter Knochenbrüche. Damit nicht genug: Sei der Diabetes schlecht eingestellt, könnten meine Gelenke verdicken und versteifen. Auch Pilzen böten hohe Zuckerwerte einen exzellenten Nährboden. Schon beim Gedanken daran spürte ich ein Jucken am ganzen Körper. „Beruhigen Sie sich", beschwichtigte mich der Professor. „Wenn Sie eine gute ärztliche Betreuung haben, gibt es keinen Grund zur Panik."

Ein paar Tage später erfuhr ich, dass ich Gluten verdauen, weiterhin Nudeln essen kann. Ich rief sofort meine Schwester an.

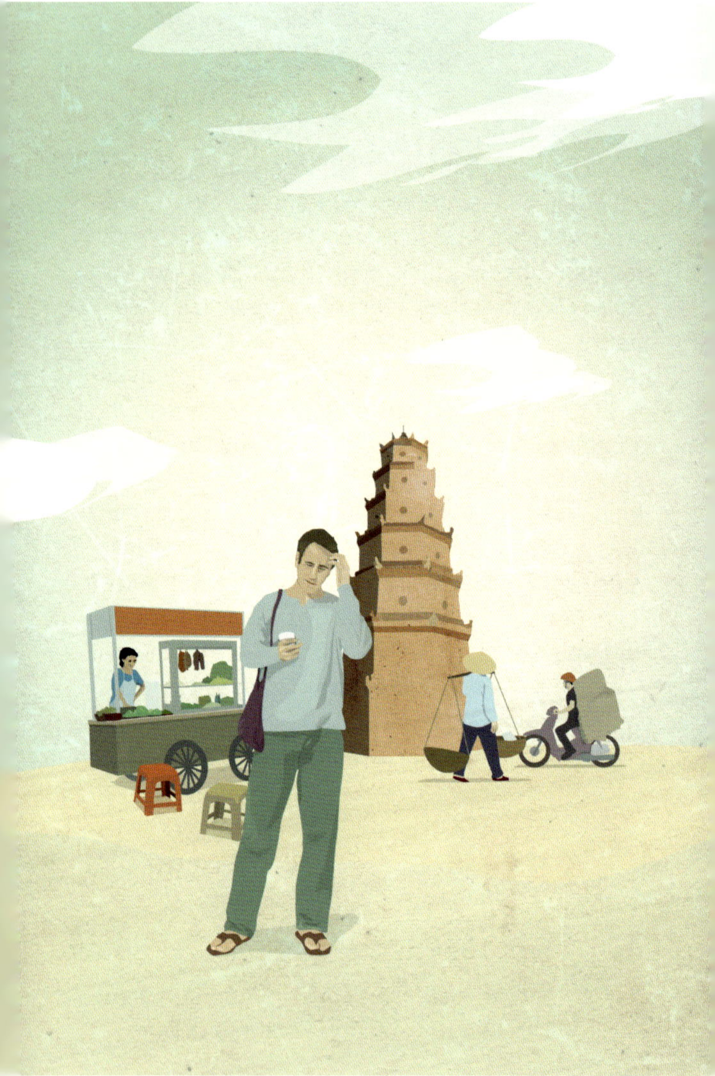

Hypo im Dschungel

Kaum bin ich in der Ferne, sinkt der Blutzuckerspiegel dramatisch. Warum eigentlich?

→ Die dritte Coladose musste schon vor Sonnenaufgang dran glauben. Widerwillig trank ich sie aus und warf sie zu den anderen leeren Dosen in den Korb, der an meinem klapprigen Damenrad ohne Gangschaltung hing. Nach dem letzten Schluck trat ich fester in die Pedale; ich wollte den Abstand aufholen zu meinem Kumpel Max und meinen anderen Reisegefährten, die irgendwo vorne im Dunkel des Dschungels warteten – auf mich, ihren stets unterzuckerten Diabetes-Pflegefall.

Seit drei Tagen reisten wir durch Kambodscha. Gegen vier Uhr morgens waren wir aufgebrochen, um zu den Tempelruinen von Angkor zu radeln. Und obwohl die Luft zu dieser Zeit auf den Tiefstwert von 20 Grad Celsius abkühlte, lief mir kalter Schweiß über die Wangen. Ich zitterte, fühlte mich erschöpft. Klassische Unterzuckersymptome – mal wieder. Kaum hatte ich die letzte Dose ausgetrunken, tastete ich, ob sich in meinen Shorts noch ein Stück Traubenzucker finden ließ. 20 Packungen hatte ich mitgenommen. Die müssen doch reichen für vier Wochen Südostasien, rechnete ich vor dem Abflug aus.

Welch ein Irrtum. Schon nach zwei Wochen waren alle aufgebraucht. Weshalb ich zum besten Kunden jener kambodschanischen Kinder wurde, die am Straßenrand Cola und Zuckerrohrsaft feilboten, für „only one Dollar, Sir, wanna buy?“ Was blieb mir auch übrig, als zu buyen? Meine Unterzuckerungen ließen mir keine Wahl. Nach einem Museumstag in Saigon musste mich Max zu einem Saftladen führen, damit ich nicht zusammenbrach. Beim Urlaub in Los Angeles verpasste ich während eines Basketballspiels der Lakers ein ganzes Viertel, weil ich auf der Tribüne vom Hartschalensitz kippte und Max mich mit einem zwei Liter großen Colabecher stillen musste. In Lissabon schleuderte ich im Hypo-Wahn meine Flipflops vor die U-Bahn. So was ist mir zu Hause nie passiert. Warum unterzuckere ich, sobald ich das Land verlasse? Selbst wenn ich dösend am Strand liege, kippt mein Zuckerspiegel gern ins Bodenlose.

Ich schildere mein Problem dem Münchner Diabetologen Dr. Christoph Neumann. Das sei nicht ungewöhnlich, sagt er. „Ihr Insulinbedarf sinkt im Urlaub. Sobald Sie entspannen, benötigen Sie weniger Insulin." Zudem fördere die hohe Luftfeuchtigkeit in Südostasien die Durchblutung, sodass das Insulin schneller wirke. Das mag ja alles plausibel klingen, entgegne ich, aber was bitte hätte ich tun sollen, in Kambodscha, Saigon und bei den Lakers? Mich nicht entspannen und in klimatisierten Räumen verstecken? „Natürlich nicht", kontert Neumann, „reduzieren Sie im nächsten Urlaub Ihre Basis- und Bolus-Insulinraten um 30 bis 50 Prozent. Riskieren Sie im Zweifel lieber einen hohen Wert."

Der ist tatsächlich immer noch besser, als im Dschungel vom Rad zu fallen.

Zu viel Tiefgang

Unglaublich, was es bei einer Stechhilfe alles zu beachten gilt!

→ Es gibt Pflichten, die erfülle ich jahrelang, tagein, tagaus, ohne sie je richtig verstanden zu haben. Blutzucker messen zum Beispiel. Seit bald 20 Jahren pikse ich mindestens sechs Mal täglich in eine meiner Fingerkuppen, um einen Tropfen Blut herauszupressen. Dass ich dabei unheimlich viel verkehrt machen kann, habe ich jedoch erst vor Kurzem erfahren. Aber der Reihe nach.

Der Tag, an dem mein Finger zu schmerzen begann, war heiß und trocken. Ich wanderte gerade durch die Alpen, und als die Fingerspitze plötzlich glühte und pochte, machte ich mir Sorgen. Es tat genau an jener Stelle weh, an der ich mich am Morgen für einen Blutzuckertest gepikst hatte. Hatte ich mich zu tief gestochen?

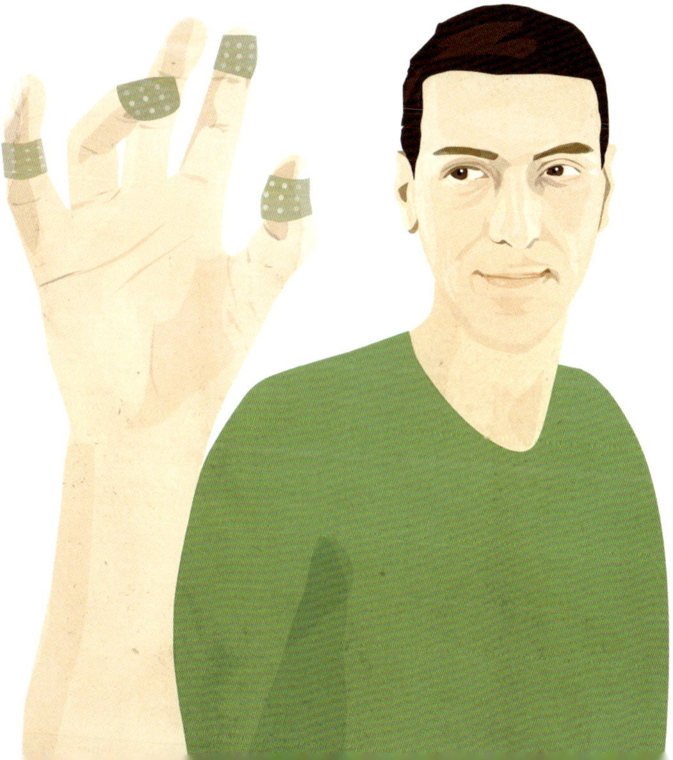

War die Nadel dreckig? War ich selbst schuld, dass sich Keime in der gewollten Wunde eingenistet hatten? Als ich an der Almhütte angekommen war und mir beim Prosten vor Schmerzen fast der Bierkrug aus der Hand rutschte, hatte ich genug von meinen Selbstdiagnosen. Mit meinem Mobiltelefon rief ich eine Frau an, die sich mit Stech-Unfällen auskennt. Stella Braun aus Burghausen ist Diabetesberaterin und die Fachfrau für Feinmotorik bei der Deutschen Diabetes Gesellschaft. Als ich ihr den Zustand meines Zeigefingers erläutert hatte, präsentierte sie einen Fragenkatalog. Den ich, kurz zusammengefasst, so beantwortete:

„Ja, Frau Braun, ich habe die Lanzette seit mindestens drei Monaten nicht mehr gewechselt. Ein Problem? "

„Nein, Frau Braun, die Stechhilfe ist schon etwas älter. Aber sechs Jahre machen doch nichts, oder?"

„Richtig, Frau Braun, ich steche stets mit maximaler Stärke. Stufe 10, drunter mache ich es nicht. Warum fragen Sie?"

Stella Braun brauchte kaum Bedenkzeit, um meine dahingestammelten Erklärungen zu zertrümmern. „Stufe 10?", sagte sie. „Selbst Landwirte mit verhornten Händen brauchen höchstens Stufe 4." Ich solle mit der niedrigsten Stechtiefe anfangen und nur steigern, falls aus der Mini-Wunde kein Blut quillt. Überhaupt, wie ich nur piksen würde! Frau Braun gab Nachhilfe: „Pressen Sie das Lanzettiergerät fest auf den Finger, drücken Sie den Auslöser, zählen Sie bis fünf, dann erst ziehen Sie das Gerät weg."

Ich fühlte mich wie ein Autofahrer, der nach 40 Jahren Führerschein die Gangschaltung erklärt bekommt. Aber die Diabetesberaterin war noch nicht fertig. Die Stechhilfe gehöre jedes Jahr ausgetauscht. „Ist Ihr Gerät nicht völlig ausgeleiert?", fragte Braun. Ich griff zu meiner Stechhilfe und drehte hastig den Verschluss auf. Etwas zu hastig. Das Plastik riss, und die längliche Feder fiel zu Boden. Jegliche Spannkraft schien aus ihr gewichen zu sein. Ich beschaute erst sie, dann den zerborstenen Plastikschaft und sagte schließlich ins Telefon: „Wo wir gerade davon sprechen, Frau Braun, welche neuen Geräte können Sie mir denn empfehlen?"

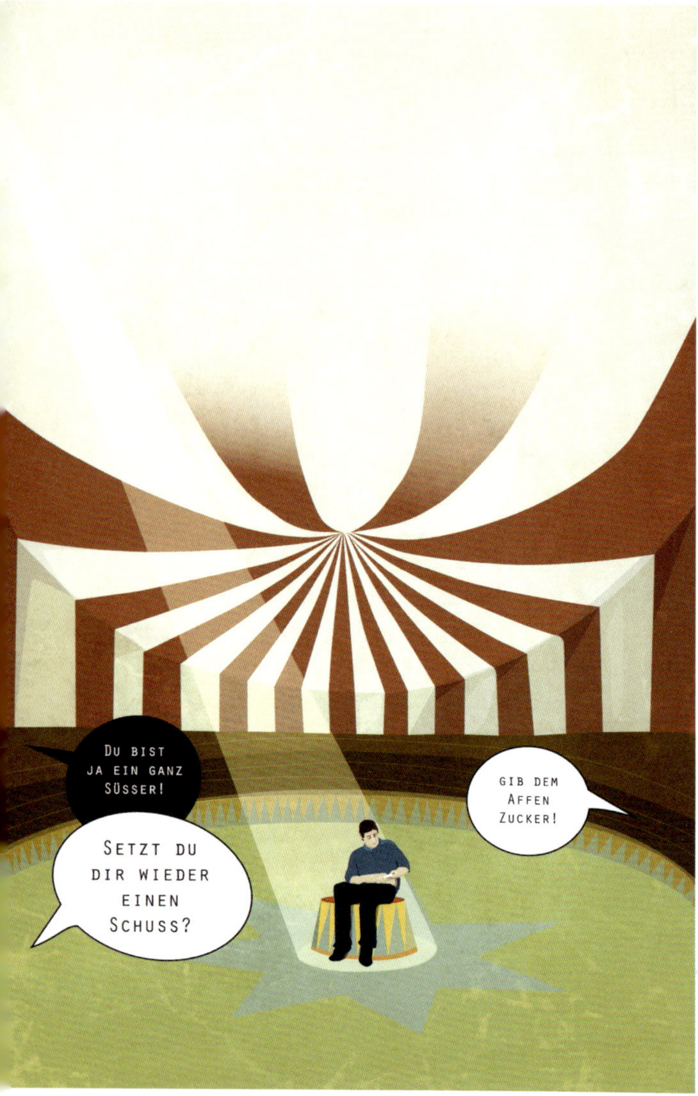
DU BIST JA EIN GANZ SÜSSER!
SETZT DU DIR WIEDER EINEN SCHUSS?
GIB DEM AFFEN ZUCKER!

Der Affe und mein Zucker

Nervig, diese Sprücheklopfer. Und ungefähr so lustig wie ein Loch im Kopf

→ Schon als ich ihn auf mich zugehen sah, wusste ich, was Lars sagen würde. Wir waren gerade mit dem Handballtraining fertig, saßen in der Umkleidekabine, und ich fingerte mit zitternden Händen Traubenzucker aus der Folie. Da hörte ich ihn das Sprüchlein aufsagen, das er stets aufzusagen pflegt in solchen Momenten: „Naaaa, Stephan, gibst du dem Affen wieder Zucker?"

Es war mehr eine Performance als eine Frage, und ich versuchte, Lars so grimmig wie möglich anzuschauen; aber mein Blick kam wohl nicht über den Status „glasig" hinaus. Jedenfalls lachte Lars sein „Mann,-bin-ich-ein-Entertainer"-Lachen. Wenn auch als Einziger, der Rest meiner

Mannschaft ging schweigend unter die Dusche. Ich hätte Lars gerne meinen Insulinpen zwischen die Schulterblätter gerammt. Ging aber leider nicht, aufgrund meiner Unterzuckerung schaffte ich nur ein denkbar geistloses „Hehe“.

Das eigentliche Problem an der Geschichte: Lars ist nicht allein. Er hat Komplizen, viele und überall. Diese Sprücheklopfer tarnen ihre Anspielungen auf meine Krankheit wahlweise als Kompliment („Du bist ja ein ganz Süßer“), als Spott („Fixt du wieder?“) oder als Situationskomik (bei Regen etwa: „Ich bin ja nicht aus Zucker – im Gegensatz zu dir“).

Was, liebe nicht-diabetische Gemeinde, soll das? Ich finde es wunderbar, wenn jemand aufrichtiges Interesse an meinem Diabetes zeigt. Genauso wohl fühle ich mich, wenn Freunde mein Testen, Spritzen und Traubenzucker-nicht-aus-der-Folie-Bekommen ignorieren. Das ist alles prima. Hingegen die albernsten Sprüche anzuhören, wieder und wieder, geht mir ziemlich auf den Keks. Was reitet diese Mitmenschen nur?

„Verschiedenes“, antwortet Berthold Maier vom Mergentheimer Diabeteszentrum. Er kennt das Thema, Beschwerden über witzlose Wortwitze muss sich der Psychotherapeut immer wieder anhören.

„Wenn ein Diabetiker spritzt oder misst, ist das für viele Nicht-Diabetiker eine beklemmende Situation“, erklärt er. „Also versuchen manche, sie mit einem Scherz aufzulockern.“ Mag sein, Herr Maier, aber mein Kumpel Lars hat mich viele Male mit Traubenzucker und Insulin hantieren sehen. Das ist nichts Neues für ihn. „Dann benutzt er Ihren Zucker, um sich auf Ihre Kosten zu profilieren“, meint Maier.

Hmmh. Saß Lars nicht die vergangenen Spiele größtenteils auf der Bank? Leidet er, weil er kaum Tore wirft? Sollte ich also über seine Bemerkungen hinwegsehen? „Nein“, sagt der Psychologe. „Bitten Sie ihn höflich, aber bestimmt, die Sprüche sein zu lassen.“ Vielleicht mit der diplomatischen Ergänzung, dass ich ihm auch gerne erklären könne, warum diese Sprüche mich so störten.

Ich hatte noch eine andere Idee. Im folgenden Handballtraining verlor ich auf sonderbare Weise meine Passgenauigkeit. Die Beule auf Lars’ Stirn verschwand nach einigen Tagen.

Cheers, Diabetes!

Kann man sich betrinken und zugleich gute Werte haben?

→ Es gibt Diabetiker, die keinen Alkohol trinken. Ich gehöre zur anderen Gruppe. Wenn ich mit Freunden durchs Hamburger Schanzenviertel ziehe, wechseln wir unsere Getränke so häufig wie die Kneipen. Hier ein Jägermeister, dort ein Gin Tonic, später ein Pernod und zwischendurch schnell ein Beck's. Das war nur ein kleiner Auszug unseres nächtlichen Programms. Eine Kleinigkeit stört dabei: mein Diabetes.

Früher trichterten mir die Diabetologen ein, dass ich nach dem Konsum von Alkohol auf Unterzuckerungen achten müsse. „Besser nicht spritzen, wenn Sie etwas trinken", rieten sie mir damals. Manchmal haben sie damit recht, meistens jedoch nicht. Nüchtern betrachtet, stelle ich nämlich fest, dass mein Blutzuckerwert

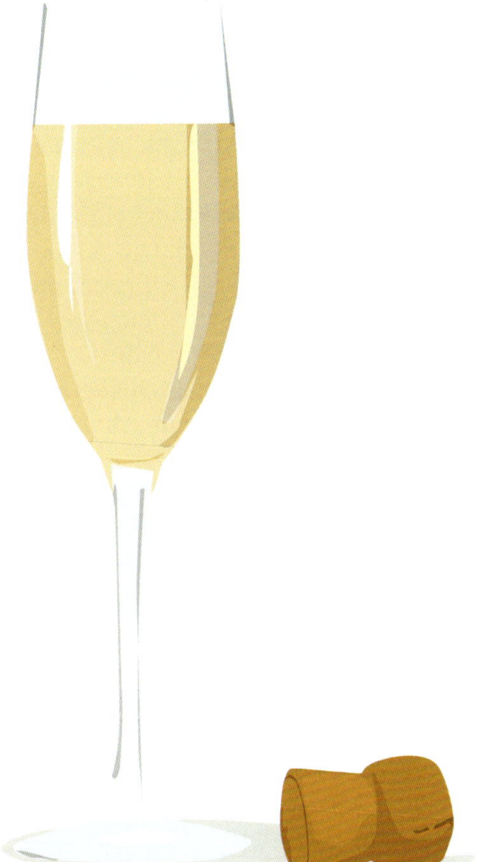

nach einer durchzechten Nacht in keiner Weise berechenbar ist. Mal wache ich am folgenden Morgen mit perfekten 110 mg/dl (6,1 mmol/l) auf, mal mit 35 (1,9), mal mit 350 (19,4). Und zwar unabhängig davon, ob ich in der Nacht zuvor etwas gegessen oder ob ich die Kohlenhydrate im Bier oder Wein runtergespritzt habe. Natürlich, meine Trinktaktik „von vielem etwas" macht es meiner Zuckerkurve nicht unbedingt einfacher, sich auf der Höhe von 100 mg/dl (5,6 mmol/l) geradezubiegen. Dennoch frage ich mich, und das ziemlich ratlos: Wie kann ich mich stilvoll betrinken und dabei gute Werte behalten?

Wenn man nach einem Experten für Alkohol und Diabetes fragt, stößt man schnell auf den Namen Manfred V. Singer. Der Professor aus Mannheim hat unter anderem ein Buch geschrieben, das „Über die Kunst des rechten Alkoholgenusses" heißt.

Als ich ihn erreiche, sagt er: „Was Ihnen passiert, ist normal. Alkohol wirkt zwar vor allem blutzuckersenkend, er kann diesen aber auch steigen lassen. Das hängt von der Art des Getränks ab, ob es zum Beispiel mit Saft gemischt ist, ob Sie etwas essen und wie viel Sie insgesamt trinken." Als ich ihm einen typischen Abend schildere, schweigt er für eine Weile. Dann wirft er mit Begriffen wie „Solamine",

„Glykogene“ und „Ketonkörperkonzentration“ um sich. Was will er mir damit sagen? „Um Klartext zu reden“, mahnt der Professor: „Am besten wäre, Sie würden solche Sausen sein lassen.“

Nachdem ich ihm deutlich gemacht habe, dass ich das so prinzipiell nicht versprechen könne, legt er nach: „Dann essen Sie bitte, während Sie trinken. Immer wieder kleine Portionen über den ganzen Abend verteilt. Diese spritzen Sie natürlich korrekt.“ Essen stabilisiere den Zuckerspiegel. Zur Sicherheit solle ich öfter meinen Blutzucker messen und lieber bei wenigen verschiedenen Alkoholika bleiben. Bei welchen konkret, müsse ich selbst ausprobieren. „Achten Sie auf sich, während Sie trinken. Erst recht, wenn Sie nach Hause kommen“, sagt der Professor. „Dann sollten Sie erneut essen, ein Brot zum Beispiel, diesmal ohne zu spritzen. Nur so verhindern Sie die drohende Unterzuckerung am Morgen danach.“

Danke, Herr Professor. Das werde ich ausprobieren. Demnächst, im Schanzenviertel.

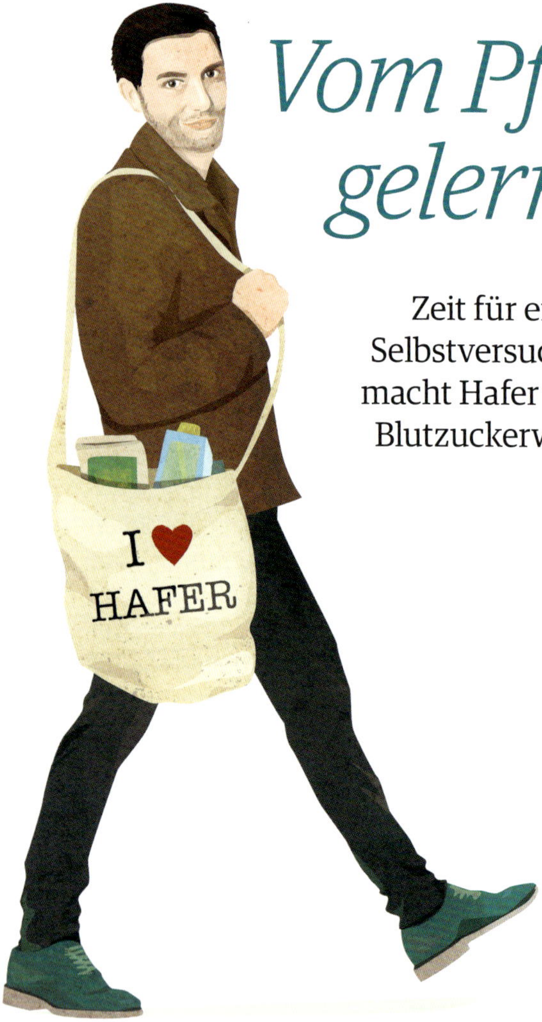

Vom Pferd gelernt

Zeit für einen Selbstversuch: Was macht Hafer mit den Blutzuckerwerten?

→ Jeden Morgen stand die Schüssel mit den Haferflocken auf der Küchenanrichte. Kaum kam ich aus dem Bad angeschlurft, schüttete ich Milch darüber. Aber das machte die Pampe nicht attraktiver, mit der ich meine Grundschultage startete. Die blau-weiße Softverpackung mit der übergroßen Haferfrucht schien mich allmorgendlich anzuschreien: „Iss mich, und du wirst ein langweiliges Leben fristen!" 30 Jahre ist das her, und nach Eintritt in die gymnasiale Sekundarstufe verschwand Hafer aus meinem Leben. Vom Eigenerwerb sah ich ob des kindlichen Traumas konsequent ab. Genauso wie davon, vor der Arbeit zu frühstücken.

Seit einigen Monaten jedoch stehe ich 20 Minuten früher auf als sonst. Genug Zeit zur Nahrungsaufnahme also. Nur was essen? Weil fast alles, vom Marmeladentoast bis zu Maisflocken, meinen Blutzucker explodieren lässt, habe ich mich an Hafer erinnert. Genauer gesagt, an eine Episode vor einigen Jahren.

Damals durfte ich für die Zeitschrift *Diabetes Ratgeber* einen 95-jährigen Typ-1-Diabetiker porträtieren, der noch vor Kriegsbeginn Zucker bekam. Er gab mir einen Tipp mit auf den Weg: „Wenn Sie lange leben wollen, dann frühstücken Sie Hafer." Lange leben, wer will das nicht? Also verrühre ich seit Kurzem morgens Hafer,

Obst und Sojamilch zu einem Brei. Ist das eine gute Idee? Bei meiner Recherche finde ich schnell Lobeshymnen. Hafer sei nährstoffhaltiger als andere Getreide, reich an Vitaminen und Mineralstoffen. Als Badezusatz helfe er, Hautunreinheiten zu beseitigen und Rheuma zu lindern. Ich stoße auf den Arzt Carl von Noorden, der vor mehr als 100 Jahren in Frankfurt die wohl erste Diabetesklinik in Europa eröffnete. Er empfahl seinen Patienten, Überzuckerungen mit Haferdiäten zu begegnen. Insulin gab es damals nicht.

Zeit für einen Selbstversuch. Ich messe eine Zeit lang jeden Morgen nach dem Haferkonsum alle paar Minuten meinen Zucker. Meine Werte steigen, aber weniger als sonst. Was ich kaum begreifen kann. Ich rufe den Diabetologen Dr. Matthias Riedel in Köln an. Er klärt mich auf, dass von Noordens Haferkuren lange angewandt wurden, ehe sie in den 1980er-Jahren verschwanden, weil man sie aufgrund fehlender Belege für „esoterischen Hokuspokus" hielt.

Riedel verbindet mich mit seiner Diätassistentin. Sie heißt Antje Schröder und nennt Hafer „den König unter den Getreidesorten". Ehe ich mich frage, ob ich nicht doch in der Marketingabteilung eines bekannten norddeutschen Haferflockenproduzenten angerufen habe, erläutert sie mir, wie so eine Haferkur funktioniert (drei Tage Hafer in allen Mahlzeiten) und dass ich danach „für einige Wochen bis zu 30 Prozent weniger Insulin benötige".

Klingt zu schön. Ich hole eine Sekundärmeinung bei Privatdozent Dr. Alexander Lammert ein. Der Pfälzer Diabetologe forschte über das Getreide und berichtet, dass seine Patienten mit Hafer bessere Blutzuckerwerte erreichen. Wobei er nicht jeden überzeugen könne, da manche Kulturen Hafer ablehnten, weil der Pferdefutter sei.

Vielleicht sind Gäule schlauer als ihre Halter. Jedenfalls, das darf ich nach einigen Testmonaten bekunden, verschaffen mir weder Weizen noch Dinkel blutzuckertechnisch einen so sanften Start in den Tag wie Hafer. Ich bin sogar dazu übergegangen, ab und an abends damit zu kochen. Gestern gab es Haferrisotto. Falls jemand probieren möchte: Es sind noch Reste da!

Schummeln für den Arzt

Warum fällt es so schwer, ein Blutzucker-Tagebuch zu führen?

→ Mein Arzt macht mir Angst. Jedes Quartal aufs Neue. Ich beginne zu schwitzen, wenn ich im Behandlungszimmer Platz nehme. Dort weiß ich schon, was er mich wenig später fragen wird: „Darf ich mal Ihre Werte sehen?“ Ich schlucke und suche nach einer plausibel klingenden Ausrede, um am Ende doch wieder zu sagen: „Sorry, ich hab mein Tagebuch vergessen.“ Der aufmerksame Leser ahnt es bereits: Natürlich habe ich mein Tagebuch nicht vergessen. In Wahrheit führe ich keines mehr. Seit zwei Jahren geht das so, und ich schäme mich dafür. Jedes Quartal aufs Neue.

Als Jugendlicher war das anders. Da protokollierte ich in den DIN-A6-Heften mit dem blauen Raster nicht nur meine Blutzuckerwerte,

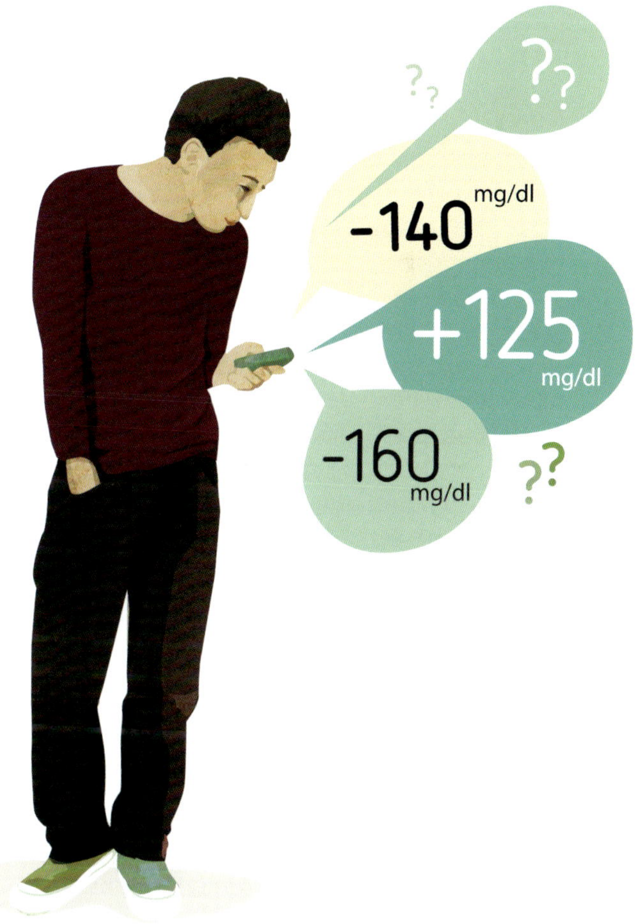
-140 mg/dl
+125 mg/dl
-160 mg/dl

sondern auch Klassenarbeiten, geworfene Tore beim Handball oder die Qualität der Party vom Vortag. Ich brachte mein ganzes Leben mit Diabetes in Verbindung.

Nun sitze ich zuweilen im Wartezimmer und schreibe panisch die Werte der vergangenen drei Tage vom Messgerät ins Büchlein ab. Was nicht kaschieren kann, dass dessen letzte Einträge vom Dezember 2016 datieren. Leider lässt sich mein Arzt selten täuschen. Ohne Werteprotokoll könne er mich nicht beraten, schimpft er. Schuldbeladen verlasse ich seine Praxis, jedes Quartal aufs Neue, und frage mich: Bin ich ein schlechter Diabetiker?

„Die wenigsten Diabetiker führen immer ein Tagebuch", beruhigt mich Professor Bernhard Kulzer, Psychotherapeut im Mergentheimer Diabeteszentrum. „Natürlich funktioniert die Besprechung mit dem Arzt nur, wenn Sie mit ihm über protokollierte Werte reden. Aber da reichen auch mal ein bis zwei Wochen – wenn sonst alles gut läuft. Manchmal hat man einfach keine Lust zum Aufschreiben, das ist völlig okay."

Dann erzählt Kulzer von einem Patienten, der dies anders sah. „Blutzucker, Blutdruck, Puls, Schmerzen – alles hatte er über Jahrzehnte genauestens protokolliert", erinnert sich der Professor. „Ich weiß noch, wie ich dachte: So ein Wahnsinn. Da heftet einer sein ganzes Leben in Werten ab.“ Auch ich hatte mal vor, mein Diabetiker-Leben zu archivieren. Vor zehn Jahren packte ich die Tagebücher meiner Jugendzeit in einen Schuhkarton und stellte ihn auf den Speicher. Reingeschaut habe ich nie wieder.

Stich doch mal kurz zu!

Darf man seine Freunde bitten, eine lebensrettende Spritze zu setzen?

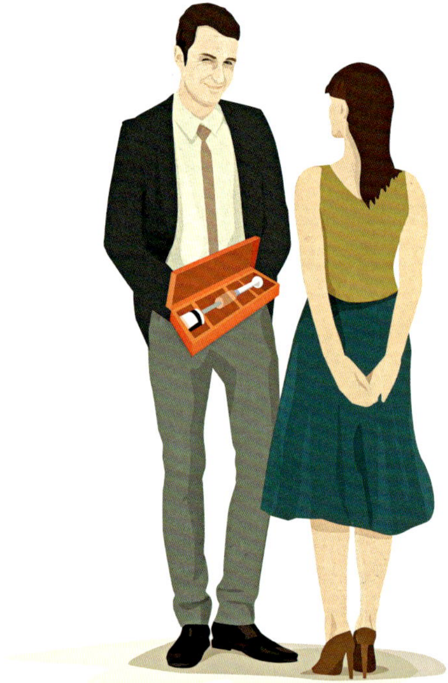

→ „Und die soll ich dir ins Herz rammen?“, fragt Jan, mein Mitbewohner, als er die Spritze aufzieht. Die Glukagon-Lösung blubbert in der gläsernen Kanüle. Jan und ich haben uns auf der WG-Couch eingefunden, um zu üben, wie er mir das Leben retten (beziehungsweise mich aus einer schweren Unterzuckerung zurück in den Wachzustand befördern) kann. Schon einige Male wurde er Zeuge, wie ich schwitzend herumzuckte oder krampfend auf dem Boden lag.

Mein Mitbewohner ist schwer aus der Ruhe zu bringen, was er mit seiner rumänischen Familiengeschichte in Verbindung bringt. Nach meinen bisherigen Unterzuckerungen hatte er jedoch stets einen Gesichtsausdruck, als sei ihm gerade eine grüne Fee begegnet. „Du sahst aus, als würdest du sterben“, sagte er beim letzten Mal, „vielleicht solltest du mir doch beibringen, wie das mit der Spritze funktioniert.“

Seit mehr als 15 Jahren lagere ich Glukagon-Spritzen im Kühlschrank. In einer orangefarbenen Verpackung lagen sie meist irgendwo unter Zitronen begraben im Gemüsefach. Benutzt wurde noch keine davon. Niemand schien sich zuzutrauen, die Lösung mit dem Glukagon-Pulver zu mischen, diese Mischung mit der Spritze aufzuziehen und mir in irgendeinen Muskel zu jagen. Was, wenn Luft in der

Nadel ist? Wenn ein Knochen getroffen wird? Der Magen? Die Lunge? Das Herz? Wer wie Jan den Film „Pulp Fiction“ geschaut hat, in dem John Travolta der besinnungslosen Uma Thurman eine Adrenalinspritze ins Herz rammt, kann dieses Zaudern verstehen. Dann lieber die 112 wählen, finden meine Mitbewohner, Freunde, Partner.

Bis Jan, der Möchtegern-Rumäne, seine Meinung änderte und wir auf der heimischen Couch mit einer alten Spritze einen Probedurchgang unternehmen: mischen, aufziehen, Luft rauslassen. Er betrachtet die Spritze eine Weile und sagt dann: „Womöglich würde ich es doch vorziehen, dich einfach liegen zu lassen und abzuhauen.“ Hatte ich erwähnt, dass Jan Überforderungen jeglicher Art gerne mit Ironie begegnet?

Wir lachen. Zugleich frage ich mich: Warum rät mir jeder Diabetologe, eine Notfallspritze im Haus zu haben, wenn niemand bereit zu sein scheint, sie zu benutzen?

Ich rufe Professor Thomas Danne im Krankenhaus auf der Bult in Hannover an. Der Chefarzt erklärt vor allem jüngeren Patienten und deren Eltern, wie sie mit der Notfallspritze umgehen sollen. Er kennt deren Vorbehalte. Und die Gegenargumente: „Glukagon-Spritzen sind der schnellste Weg, um einen bewusstlosen Diabetiker wieder zurück in einen wachen Zustand zu bringen", sagt er. Es sei so simpel: einfach die Spritze in einen Muskel jagen, den im Oberschenkel etwa. Falsche Stellen gebe es nicht. Selbst wenn die Lösung abgelaufen sei, sei das Risiko gleich null.

„Im schlimmsten Fall wirkt sie nicht", sagt Danne. „Etwas Schlimmeres kann nicht passieren, und dann kann man immer noch den Notarzt rufen."

Und was, wenn Jan mir die Spritze tatsächlich ins Herz rammen würde?

„So tief reicht die Nadel gar nicht", meint Danne, der sich ein Aufstöhnen hörbar verkneifen muss. Dafür hat er noch einen Tipp speziell für meinen Freundeskreis parat: „Weniger ‚Pulp Fiction' schauen!"

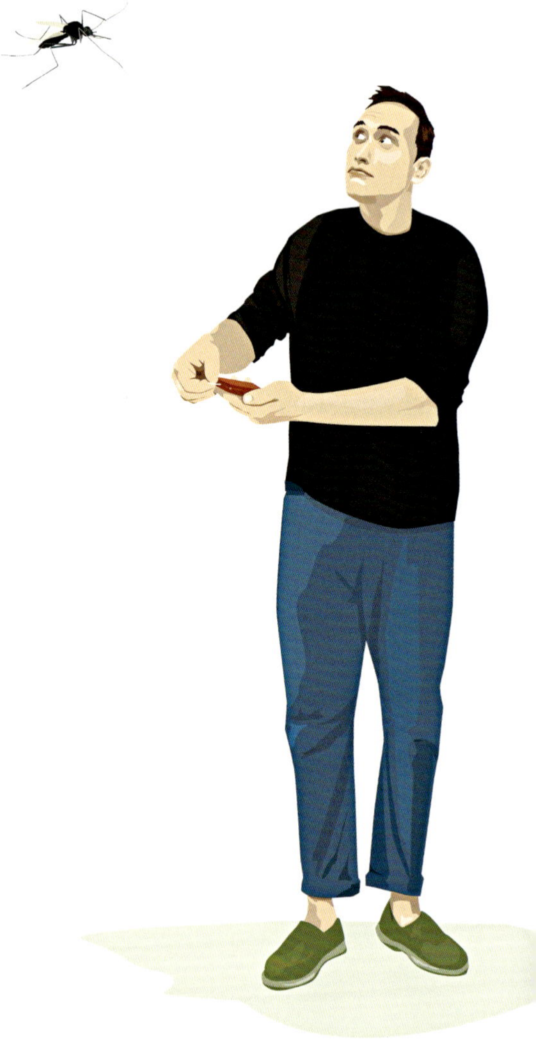

Gutes Blut, schlechtes Blut

Praktische Frage: Lässt sich ein aufgekratzter Mückenstich zur Blutzuckermessung verwenden?

→ Da ich bisweilen gleichermaßen unter Leichtsinn und Selbstüberschätzung leide, tue ich mir regelmäßig weh. Ich stoße gegen Bettleisten, schramme mir den Arm an hervorstehenden Nägeln auf oder schneide mich an Kopierpapier. Und dann die ganzen Mückenstiche, die ich aufkratze in der Illusion, den Juckreiz mit meinem Blut wegschwemmen zu können.

Ich füge mir also immer wieder kleine bis mittelgroße Wunden zu. Die könnte ich nutzen. Für Blutzuckertests, dachte ich mir kürzlich. Bei regelmäßigen Unfällen könnte ich mir die Stechhilfe sparen. Aber könnte ich das Blut überhaupt gebrauchen, das mir aus dem großen Zeh quillt, aus dem Unterarm oder dem lädierten Knie? Ist das Blut dort besser oder schlechter als jenes, das ich fünf bis sieben Mal täglich aus meinen Fingerspitzen drücke?

Inge Schuck aus Saarbrücken hat meine Gedankenspiele noch befeuert. Die Diabetikerin und treue Leserin dieser Kolumne schrieb mir kürzlich in einer E-Mail: „Mir fällt auf, dass der Wert an Bein oder Nase (wenn dort durch Kratzen kleine Blutungen entstehen) höher ist als am Finger." Unterschiede von 100 mg/dl (5,6 mmol/l) habe sie festgestellt, meint Frau Schuck und fragt: „Wie ist das möglich?"

Als ich diese Zeilen gelesen hatte, betrachtete ich meine Schürfwunden noch einmal genauer. Lügt Blut etwa? Ändert es seinen Zuckergehalt je nach Körperregion? Ich rufe Dr. Dr. Wulf Quester in Bad Oeynhausen an. Der Mediziner ist leitender Oberarzt am dortigen Diabeteszentrum. Er hat die Standortfrage beim Messen des Blutzuckers in die Patientenschulung aufgenommen und antwortet mir mit einem Vortrag über Arterien und Venen. Erstere pumpen das Blut vom Herzen ins Gewebe, Letztere sammeln es dort wieder ein. Weil das dauern kann, sei es wichtig, den Blutzucker dort zu messen, wo das Blut am frischesten sei. „Der an den Fingerkuppen gemessene Wert ist der aktuellste. Nur im Daumenballen und im Ohrläppchen ist das Blut ähnlich frisch."

Was mit den Unterschieden von Frau Schuck ist, will ich wissen. Dr. Quester holt aus: „Der Zuckergehalt im Gewebe von Bein oder Unterarm hinkt dem im großen Blutkreislauf oft hinterher. Geronnenes Blut in Wunden kann sogar noch älter sein, weil dort der Blutfluss stillsteht." Der gemessene Wert weicht daher mitunter weit von dem am Finger ab.

Bei deutlichem Anstieg oder Abfall des Blutzuckers könnten zur gleichen Zeit völlig verschiedene Werte an unterschiedlichen Stellen nachweisbar sein, etwa am Unterschenkel 200 und an der Fingerspitze 100 mg/dl (11,1 bzw. 5,6 mmol/l). „Der gültige Wert ist der an der Fingerspitze gemessene", wiederholt Quester.

Oder, anders ausgedrückt: Es lohnt sich wirklich nicht, die Mückenstiche am Bein aufzukratzen.

Wie besoffen

Darf man einen kleinen Unterzucker-Rausch genießen?

→ Basti hatte es nicht leicht mit mir. Eigentlich wollten wir zu einem Konzert nach Berlin-Kreuzberg fahren. Als unsere U-Bahn aber am Kottbusser Tor hielt, tanzte ich durch den Zug und griff laut lachend nach den Haltegriffen, um mich wie ein Affe baumeln zu lassen. Basti blickte erst amüsiert, dann ratlos. Schließlich schrie er mich an: „Raus! Jetzt!" Keine Frage, als er mich aus dem Zug zog, wussten sowohl Basti als auch ich, wieso ich das Berliner U-Bahn-System als Turnstätte missbraucht hatte: Ich war unterzuckert.

Allerdings weigerte ich mich, etwas dagegen zu tun. Vergnügt sprang ich über den Bahnsteig, nahm Basti in den Schwitzkasten, trällerte sinnbefreit Refrains von Technoliedern und benahm mich auch sonst wie besoffen. Basti versuchte mich vorm Hinfallen zu bewahren und zu einem Kiosk zu steuern, um mir eine Cola

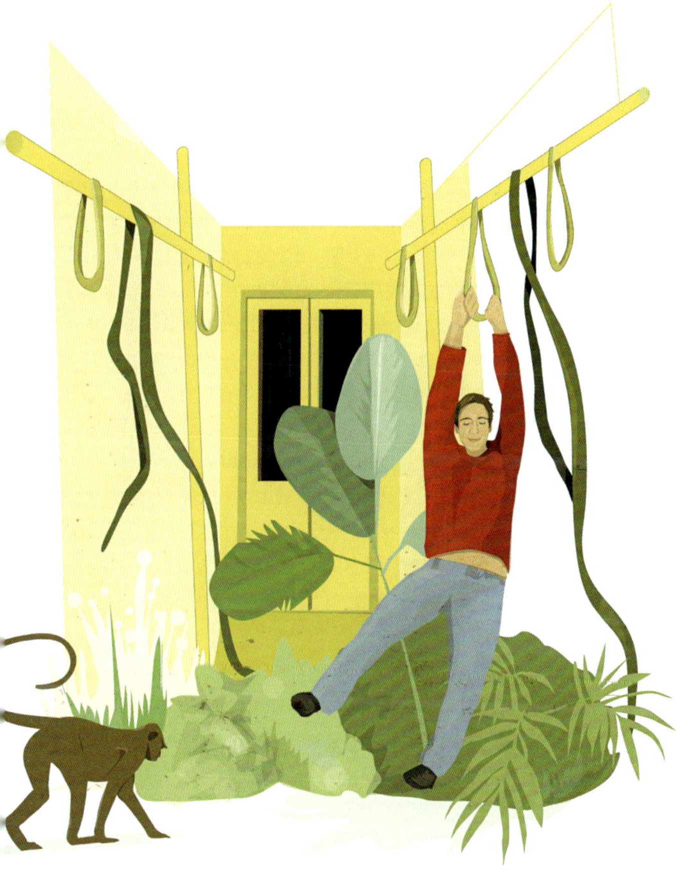

zu kaufen und damit mein Schauspiel zu beenden. Als ich an der Flasche nippte, legte er mir seine Hand auf die Schulter und sagte: „Warum springst du im Unterzucker herum, als hättest du etwas genommen?“

Gern hätte ich die Frage meines Freundes beantwortet, aber leider ließ das mein Zuckerhaushalt nicht zu. Später rief ich Béla Bartus an. Der Psychologe berät junge Diabetiker am Olgahospital Stuttgart, nicht nur wenn es um Unterzuckerungen geht. Er sagt: „Eine Hypoglykämie verursacht zwar keinen Rausch wie Alkohol. Wenn die Leistung des Gehirns aber durch zu wenig Zucker abnimmt, kann sich Ihre Grundstimmung verstärken. Das ist der Wirkung von Alkohol ähnlich.“ Bin ich also schlecht gelaunt, werde ich in unterzuckertem Zustand eher aggressiv; bin ich ohnehin in Jubelstimmung, verwandele ich mich in ein albernes Balg.

Béla Bartus erzählt von einem Jungen, der sich über jede Unterzuckerung seines diabetischen Bruders freute. „Wenn sein Zucker unten ist, lacht er über jeden meiner Witze“, soll er gesagt haben. Das kommt mir sehr bekannt vor (Basti kann dies sicher bestätigen). Aber ist es okay, meine Unterzuckerungen zu genießen? Béla Bartus wägt seine Worte ab. „Jede Hypo muss behandelt werden“, sagt er. „Schon klar“, pflichte ich bei. Aber ist es denn so schlimm, wenn ich die Cola hinauszögere, um meinen Hypo-Rausch zu genießen? Schließlich handelt es sich um den einzigen Lustgewinn, den mir meine Krankheit bereitet. Bartus antwortet, dass ich das selbst entscheiden müsse. „Sie sollten aber bedenken, dass jede Hypoglykämie Stress fürs Gehirn ist“, sagt er. „Bei einer schweren Hypo sterben so viele Hirnzellen wie bei einem Silvesterbesäufnis. Bei einer kleinen immerhin noch so viele wie bei einem Schwips.“

Zu doof, dass mir in unterzuckertem Zustand meine Gehirnzellen meist reichlich egal sind.

Hilfe, Selbsthilfe!

Zum Diabetiker-Stammtisch?
Und über Probleme reden, die ich gar nicht habe?

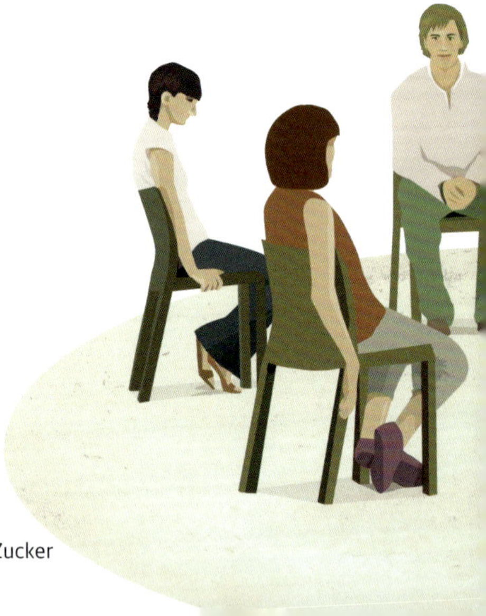

→ Es gibt einen Begriff aus meiner Jugend, der mir bis heute Angst bereitet: Diabetiker-Stammtisch. Ich war 17, als mich mein Diabetologe fragte, ob ich Lust hätte, bei ebendiesem Stammtisch vorbeizuschauen. „Einser, Zweier, Junge, Alte – eine bunte Truppe“, sagte er. „Du kannst ungezwungen über deine Probleme reden. Dienstagabends, so gegen acht.“ Natürlich war ich neugierig, wie das so gehen soll: mit fremden Menschen „ungezwungen“ über Probleme zu reden, von denen ich nicht weiß, dass ich sie überhaupt habe.

Als ich dienstagabends, so gegen acht, im Dachgeschoss über der Praxis an einem Kon-

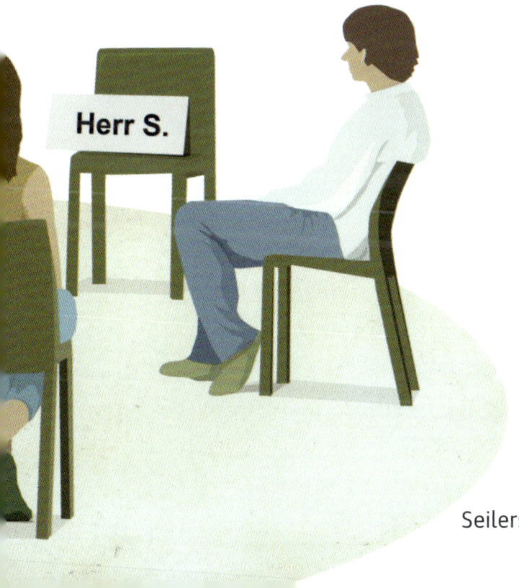

ferenztisch der bunten Truppe gegenübersaß, dämmerte mir, welche Herausforderung ich bestehen sollte: Ich musste den anderen zuhören. Zunächst ging es um kalorienreduzierte Kuchen. Dann wollte ein Herr um die 65 wissen, ob er beim Italiener seine Spaghetti Pi mal Daumen berechnen dürfe oder eine Waage mitnehmen müsse. Als schließlich eine junge Frau über ihre Menstruationsbeschwerden bei erhöhten Zuckerwerten klagte, verabschiedete ich mich innerlich.

Ich möchte nicht ungerecht sein, aber der Stammtisch kam mir vor wie eine Leistungsschau der Befindlichkeiten. Bestimmt hat es den anderen aus der bunten Truppe damals geholfen, ihre Sorgen zu offenbaren. Mir hingegen nicht. Auch weil der Erkenntnisgewinn für mich gegen null tendierte. Alles, was zur Sprache kam, wusste ich bereits. Und damit meine ich nicht nur die Ernährungspyramide auf dem Plakat, das am Ende entrollt wurde. Es wurde kein Thema beredet, das sich an pubertierende männliche Typ-1-Diabetiker richtete. Als ich ging, fühlte ich mich kränker als je zuvor.

Kürzlich erinnerte ich mich an den Stammtisch, als ich las: „Deutsche Diabetiker sind Selbsthilfe-Muffel." Weniger als ein Prozent der acht Millionen Diabetiker ist in Selbsthilfegruppen organisiert. In Finnland sind es 30 Prozent. Ich bin also nicht allein. Aber mache ich einen Fehler? „Ja und nein“, sagt Rüdiger Landgraf, der nicht nur Arzt, sondern auch Vorsitzender der Diabetesstiftung ist. „Die Gruppen bieten viel für Typ-2-Diabetiker. Die sind oft nicht so gut vernetzt, viele haben keinen Computer, andere brauchen psychosoziale Unterstützung. Für sie sind die Gruppen sinnvoll“, sagt der Professor. Typ-1er fühlten sich häufig selbst als „Oberexperten“. „Was sie nicht wissen, suchen sie im Internet oder bei ihrem Diabetesteam.“

Solange ich neugierig bleibe, müsse ich kein schlechtes Gewissen haben, so Landgraf. Das hatte ich auch nicht. Schließlich wurde damals, kurz nach meinem ersten Stammtisch, mein Handballtraining auf Dienstagabend verlegt.

Eine bessere Ausrede hätte ich nicht finden können.

Einmal ohne

Kohlenhydrate braucht doch wirklich kein Mensch. Schon gar nicht ein Diabetiker. Oder doch?

→ Fast jeder kennt irgendeinen Neunmalklugen. In meinem Freundeskreis scheint es besonders viele dieser pfiffigen Gesellen zu geben. Das zeigt sich, wenn ich meine Krankheit erkläre. Wenn ich also von den Kohlenhydraten erzähle, die meinen Blutzucker steigen lassen, und davon, dass meine Bauchspeicheldrüse kein Insulin produzieren kann, das den Blutzucker wieder sinken lassen würde. Wenn ich also das kleine Einmaleins des Diabetes aufsage, höre ich meine neunmalklugen Freunde diesen einen, gut gemeinten Ratschlag aufsagen: „Stephan“, beginnen sie und legen mir dabei gerne die Hand auf die Schulter, „warum verzichtest du nicht einfach auf Kohlenhydrate?“ Stets antworte ich: „Geht nicht, Menschen brauchen Kartoffeln, Brot und Nudeln.“

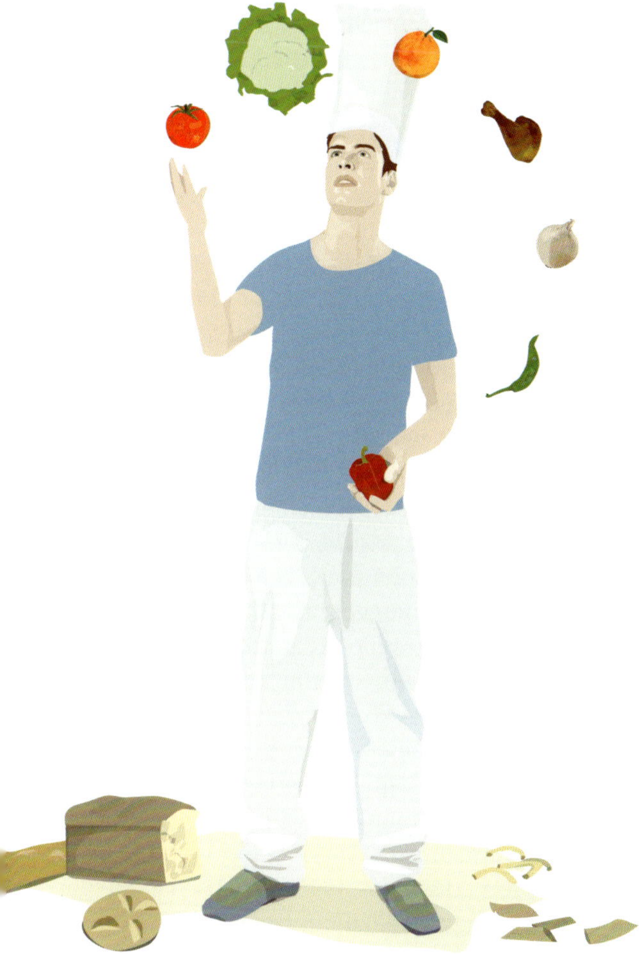

Aber noch bevor ich bei den Nudeln angekommen bin, steigt Unsicherheit in meiner Stimme auf. Was rede ich da eigentlich? Ich kenne einige Kollegen, die mit der Atkins-Diät erfolgreich leben, also weitgehend auf Kohlenhydrate verzichten und auf diese Weise auch noch ihr Gewicht halten. Warum also nicht ganz umsteigen auf Fette und Proteine?

Auch als Vegetarier müsste ich dabei nicht darben: Eier, Käse und Tofu schmecken mir sowieso. Könnte ich nicht jede Menge Insulin sparen, bessere Zuckerwerte haben, womöglich gesünder und länger leben, wenn ich auf Körner und Kartoffeln verzichtete?

Anruf bei Professor Andreas Pfeiffer in der Berliner Charité. Der Mediziner ist Fachmann für Diabetes und Ernährung. Und überraschenderweise sagt er einen Satz, der so schwer wiegt wie ein Pfund Roggenmischbrot: „Menschen brauchen keine Kohlenhydrate.“ Rums.

Experte Pfeiffer spricht von Eskimos, die auch überleben könnten, wenn sie ständig nichts als Fisch äßen. Er erzählt von einer mehr als 40 Jahre alten Bewegung unter Diabetologen, die für eine streng kohlenhydratarme Ernährung eintritt. Unter anderem mit dem Argument, dass das tägliche Abschätzen der Zuckermengen viel zu unpräzise sei.

„Aus biochemischer Sicht halte ich eine kohlenhydratarme Ernährung für absolut vertretbar“, sagt Pfeiffer. „Wir wissen, dass sich die Blutzuckerwerte damit verbessern lassen.“ Natürlich könnte ich als Typ-1-Diabetiker nicht völlig auf meine Insulinrationen verzichten, zumindest das Basisinsulin müsste ich weiterhin spritzen. Einziger möglicher Nachteil, so Pfeiffer: Eine zu proteinreiche Ernährung könnte meine Nieren schädigen.

Meine Nieren? Könnte? Was soll's, erwidere ich. Her mit den Proteinen und Fetten! Demnächst sollen angeblich viele neue kohlenhydratarme Produkte auf den Markt kommen. Zum Beispiel Brot, das aus Spinat anstatt Weizen hergestellt wird. Damit hätten die Neunmalklugen nie gerechnet!

Das arrogante Original

Zwischen Typ-1-Diabetikern und Typ-2-Diabetikern liegen Welten. Im wahrsten Sinne des Wortes

→ Ich erinnere mich noch gut daran, als mich meine Friseurin fragte: „Stephan, du hast Zucker? Hast du zu viel Süßes gegessen?“ Es war 1996, ich kaum ein halbes Jahr Diabetiker und in jener Situation wütend. Wie konnte sie das sagen? Sah ich etwa wie ein Typ-2-Diabetiker aus?

„Meike“, erwiderte ich und bemühte mich, unter dem Nylonkittel ruhig zu bleiben, „ich habe Typ-1-Diabetes. Ich bin zuckerkrank, weil meine Gene es so wollten – und nicht, weil ich zu viel gegessen habe.“ Ich fand ihre Unterstellung nicht fair. Auch weil Meike mich ungewollt mit jenen gleichsetzte, die in meinen Augen selbst schuld waren an ihrem Diabetes: den „Typ-2ern“, von denen viele dem unwissenden

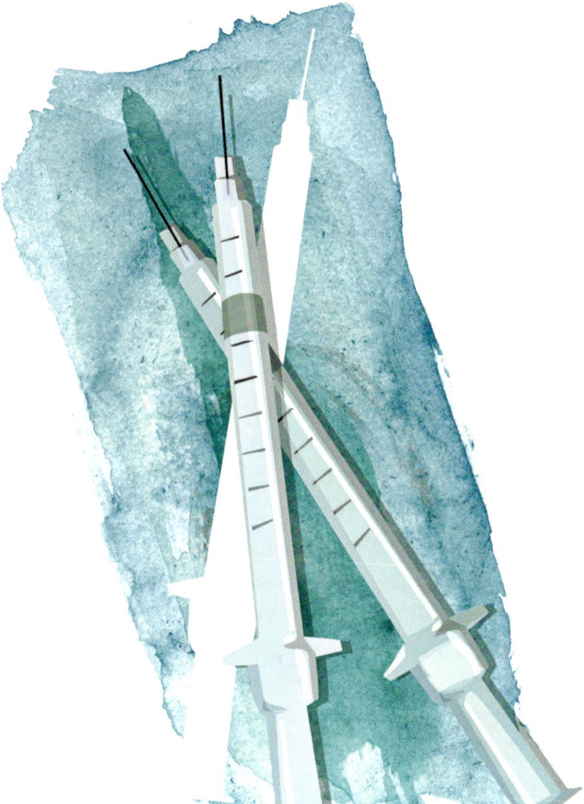

Volk – inklusive meiner Friseurin – suggerierten, nur Übergewichtige und Unsportliche würden zuckerkrank.

Wenn ich heute zurückdenke, beschleicht mich ein Gefühl der Scham. Eigentlich zeigte meine Reaktion, dass ich mich mit meinem Typ 1 für etwas Besseres hielt. Ich wollte mit den „Zweier-Typen" nichts zu tun haben. Anders als sie konnte ich mich nicht mit Tabletten und etwas Sport kurieren. Ich musste spritzen, wahrscheinlich ein Leben lang. Ich hatte das Original dieser bescheuerten Krankheit!

Auch während meiner Schulungen in der Diabetesklinik erlebte ich, wie sich jugendliche und alte Diabetiker aus dem Weg gingen. Wir Jüngere schienen die Älteren und deren Pillepalle-Probleme zu belächeln, die Älteren die Komplexität des jugendlichen Diabetes nicht zu verstehen. Schon weil der Typ-2-Diabetes rund neun Mal häufiger vorkommt, fühlten wir Jungen uns elitär.

Ist das okay? Oder einfach nur arrogant? Ich frage Béla Bartus vom Stuttgarter Olgahospital. Der Psychologe kennt sich aus mit solchen Situationen. „Ihre Reaktion ist aus drei Gründen nachvollziehbar", sagt er. Zum einen würden die beiden Gruppen unterschiedlich sozialisiert. „Während Typ-2-Diabetiker unterrichtet werden, wie sie sich bewegen und gesünder ernähren, erhalten Typ-1er Faktenwissen über den Umgang mit Insulin." Der Typ-2-Patient muss über sich und seinen Lebensstil kritisch nachdenken, der Typ-1-Patient dagegen keine Sekunde überlegen, ob er etwas falsch gemacht hat. Allein das führe zu Lagerdenken, so Bartus.

„Zum anderen sind die Interessen der beiden Gruppen schon aus Altersgründen unterschiedlich", sagt er. Während der jugendliche Zucker oft vor dem 40. Lebensjahr auftritt, erkranken Typ-2-Diabetiker meist erst jenseits der 50. Außerdem wüssten beide Patientengruppen zu wenig übereinander, sagt Bartus, „leider wollen sie es oft gar nicht". So sei unter jungen Diabetikern nahezu unbekannt, dass die Gene auch beim Alterszucker eine wichtige Rolle spielen.

Mit welchem Typ er als Psychologe lieber arbeite, will ich wissen. Bartus überlegt lange, sagt: „Die jugendlichen Diabetiker sind oft besser informiert." Dann macht er eine Pause. „Andererseits ist dies nicht immer ein Vorteil. Ein Diabetologe erzählte mir kürzlich von einem Patienten, der mit 40 aus dem Internet ausgedruckten Seiten über angeblich neue Therapien in seine Praxis kam und sofort eine Stellungnahme wollte. Nun raten Sie mal, welchen Diabetes-Typ er hatte."

Über kurz oder lang

Geschüttelt und gespritzt: Aber wie lang sollen die Nadeln sein? M. weiß Bescheid

→ Schon öfter habe ich hier darüber geschrieben, wie es ist, als Diabetiker lange geübte Praktiken plötzlich über Bord werfen zu müssen. Etwa, als ich vor einer gefühlten Ewigkeit erstmals Basalinsulin spritzte, das 24 Stunden wirksam ist, oder als ich schuldbeladen eingestehen musste, dass es keine schlaue Idee war, mit voller Stärke die Stechhilfe in meine Fingerspitze zu rammen.

Kürzlich ereilte mich wieder ein Moment der Läuterung, und zwar in der Praxis meines Diabetologen. Zum ersten Mal in sieben Jahren traf ich dessen Diabetesberaterin, Frau M. Zwar habe ich in Interviews immer wieder mit diesem sehr geschätzten Berufsstand zu tun, Frau

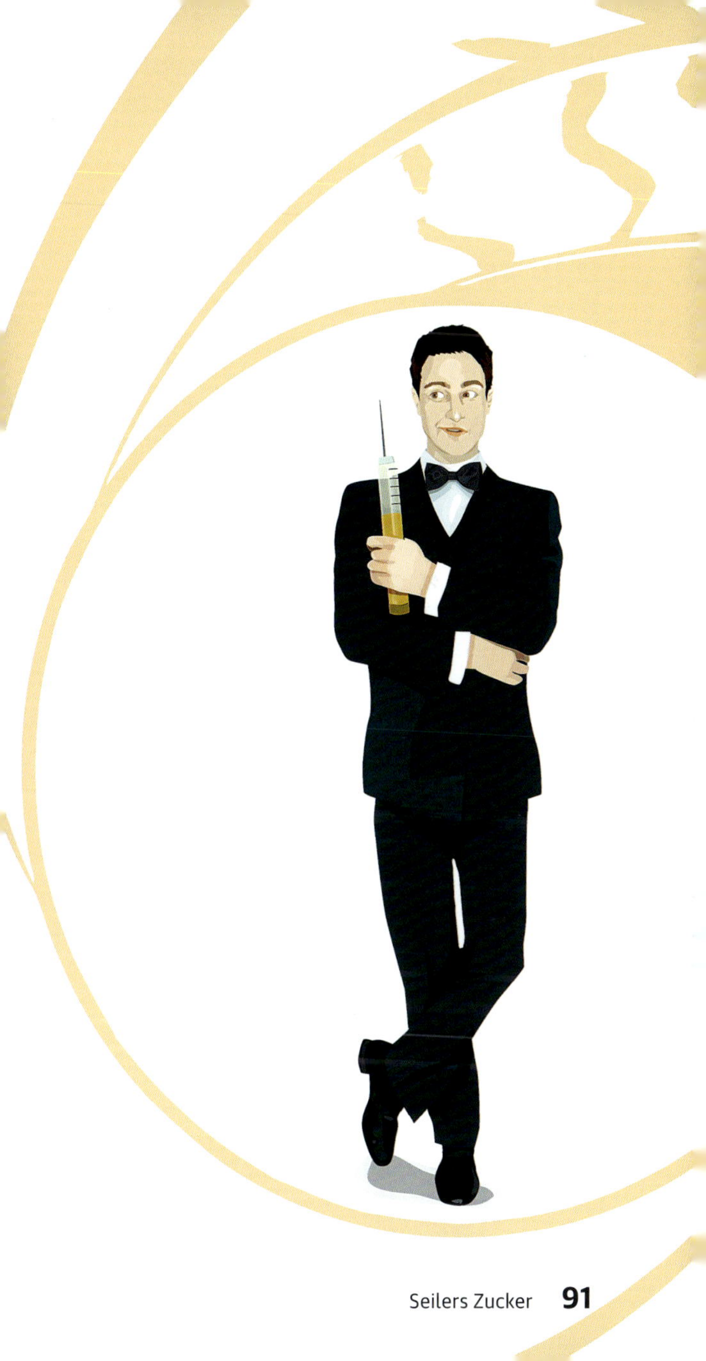

M. hingegen war ich stets aus dem Wege gegangen. Wir schienen eine geheime Verabredung zu haben: Ich nerve sie nicht mit meinem Gejammer, und sie lässt mich mit forschen Tipps in Ruhe.

Vor ein paar Wochen war damit Schluss. Ich saß Frau M. gegenüber und referierte stolz, wie gut ich meinen Diabetes im Griff habe. Meine ostentative Selbstsicherheit schien Frau M. zu reizen. Wie ihre Berufsbezeichnung schon verrät, besteht der Inhalt ihrer Arbeit darin, Patienten zu beraten, dieses zu tun oder jenes zu lassen. Ein „Weiter so, Sie brauchen mich nicht" hört man von Diabetesberatern selten (das haben sie mit Unternehmensberatern gemeinsam). Frau M. ließ nicht locker, fragte sich durch mein Diabetikerleben, und als wir schließlich beim Spritzbesteck angekommen waren, schnappte sie zu. „8 Millimeter?", stöhnte sie und meinte damit die Länge meiner Nadeln. „Viel zu lang!" Ich war verdutzt. Frau M. gestattete kein Nachhaken, zückte den Rezeptblock und notierte ein Paket Nadeln, Länge: 4 Millimeter. Vier weniger als zuvor.

Was sollen mir die bringen? Gilt: Je kürzer, desto besser? „Diese Losung ist falsch", sagt ein paar Tage später Dr. Andreas Thomas, als ich ihn anrufe. Seit 20 Jahren erforscht der Physiker, mit welchen Utensilien sich Diabetes angenehmer anfühlt. Derzeit arbeitet er für einen Insulinpumpen-Hersteller. „Stechen Sie sich möglichst tief, aber nicht so tief, dass es wehtut", meint der Forscher, der auch Chefredakteur der Fachzeitschrift *Diabetes & Technologie* ist. Die Nadel dürfe keinen Muskel treffen. Bei einer normal dünnen Fettschicht komme es aber auf einen Millimeter mehr oder weniger nicht an.

Wieso also der Hang zum Kurzen? Dr. Thomas sagt: „Viele Patienten mögen kürzere Nadeln, weil lange zu bedrohlich ausschauen." Es gehe um den psychologischen Effekt. Um sonst nichts. Die 8-Millimeter-Nadeln im Schrank muss ich also nicht wegwerfen. Ich benutze nun mal die kurzen, mal die langen. Das Insulin wirkt unverändert. Nur eine Sache bereitet mir Sorgen: Frau M. hat angerufen. Sie will mich wiedersehen.

Termine, Termine!

Heute zum Diabetologen, morgen zum Allgemeinmediziner. Und zum Augen-, Zahn- und Hautarzt. Puh!

→ Manchmal sind die einfachen Fragen die schwierigsten. „Wann warst du zuletzt beim Arzt?“ ist so eine, die einen als Diabetiker in den Wahnsinn treiben kann. Meistens wird sie von besorgten Verwandten gestellt. Um Zeit zu gewinnen, antworte ich gerne mit einer Gegenfrage: „Bei welchem? Ich habe einen Diabetologen, einen Hausarzt, einen Augenarzt, einen Hautarzt, einen Zahnarzt, und bisweilen greife ich auf den Rat eines Tropenmediziners, eines Urologen und eines Gastroenterologen zurück.“

Daraufhin herrscht meist so viel Verwirrung, dass ich über die Antwort nicht mehr nachdenken muss. Wir Diabetiker haben es wirklich nicht einfach. Laufend wird mir Blut abgezapft,

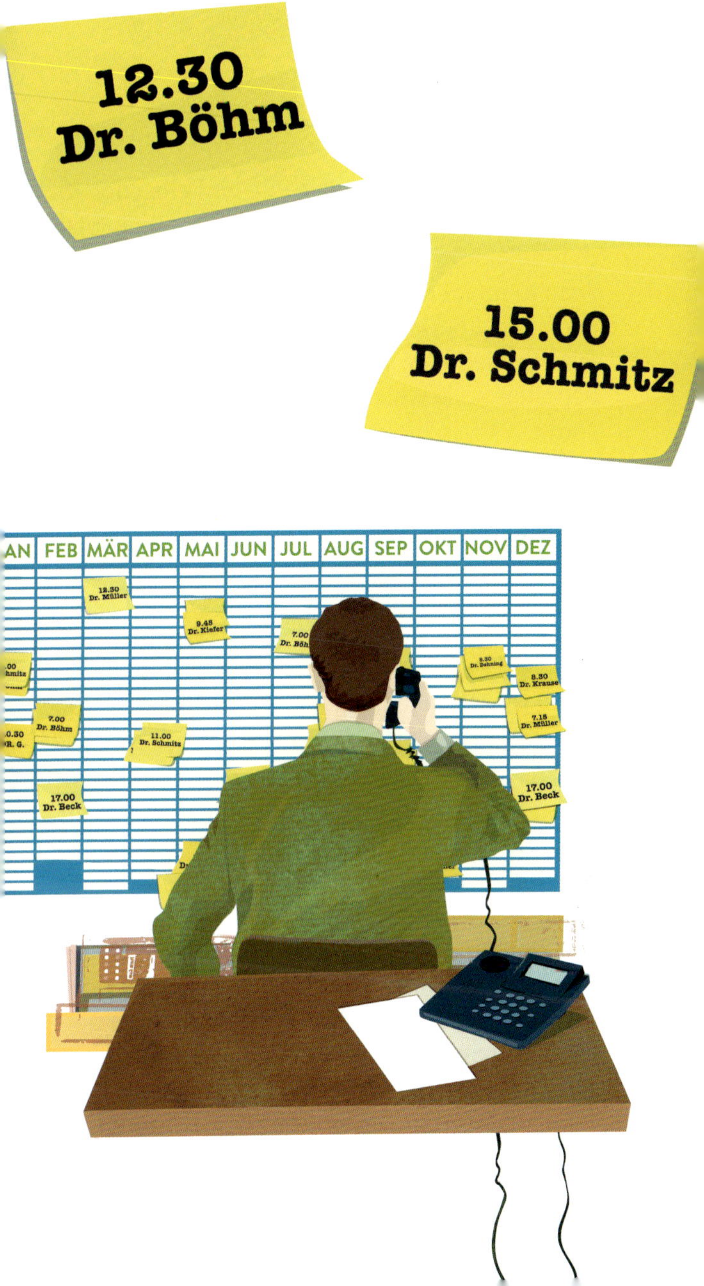
12.30
Dr. Böhm
15.00
Dr. Schmitz
FEB MÄR APR MAI JUN JUL AUG SEP OKT NOV DEZ
12.30
Dr. Müller
9.45
Dr. Kiefer
7.00
Dr. Böhm
11.00
Dr. Schmitz
17.00
Dr. Beck
8.30
Dr. Krause
7.15
Dr. Müller
17.00
Dr. Beck

ins Auge geleuchtet oder ein Pinkelbecher in die Hand gedrückt. Da kann man schon mal durcheinanderkommen. Als mich die Arzthelferin in meiner Diabetes-Praxis kürzlich wieder an einen überfälligen Termin erinnerte, habe ich mir die Frage gestellt, was das denn eigentlich alles soll. Welche Routineuntersuchungen sind ein Muss, welche nur ein Kann?

Ehrliche Antworten erhoffe ich mir von Gunther Schreiber aus Birkenfeld im Hunsrück. Dort bin ich aufgewachsen, und Dr. Schreiber war mein erster Diabetologe. Er ist heute 69 und will demnächst in Rente gehen. Dr. Schreiber hat also nichts mehr von der Ärztekammer und anderen Obrigkeiten zu befürchten, mutmaße ich. „Hand aufs Herz“, frage ich, „welche Untersuchungen hätten Sie mir ersparen können?“

Mein alter Doktor überlegt, sagt dann: „Nicht viele. Die Teststreifen vielleicht, die Sie als Jugendlicher täglich in den Urin tauchen mussten, um den Azetongehalt zu checken. Das wäre aus heutiger Sicht so regelmäßig nicht nötig gewesen.“ „Also doch!“, jubele ich und frage weiter. Was ist mit Augen und Füßen? „Die sollten Sie einmal jährlich kontrollieren lassen. Wenn dort etwas nicht stimmt, merken Sie es nämlich kaum, weil nichts wehtut.“ Na gut, der Punkt geht an den Doc. Was ist mit Blutdruck und Gewicht? „Beides alle drei Monate, mindestens“, so Schreiber. Cholesterin und Eiweiß? „Einmal im Jahr“, antwortet mein Jugend-Diabetologe. Denn Eiweiß im Urin wäre ein Anzeichen, dass meine Nieren im Eimer seien.

Damit sind wir beim HbA1c. Er gilt als die zentrale Größe, um zu ermitteln, wie der Diabetes eingestellt ist. Alles bis 7 sei gut, höhere Werte zeugten von einem ungesunden Lebenswandel und/oder einer düsteren Zukunft, wurde mir eingeimpft. Deshalb lasse ich den HbA1c alle drei Monate überprüfen. Richtig, Dr. Schreiber? „Eigentlich schon“, meint der Arzt, „bei einem normalgewichtigen Diabetiker allerdings, der jeden Tag joggt und immer tolle Werte hat, reicht es mir, wenn er einmal im Jahr kommt.“

Ich lege auf, rufe direkt meinen derzeitigen Diabetologen an und lasse mir einen Termin geben. Ich jogge nämlich nicht jeden Tag.

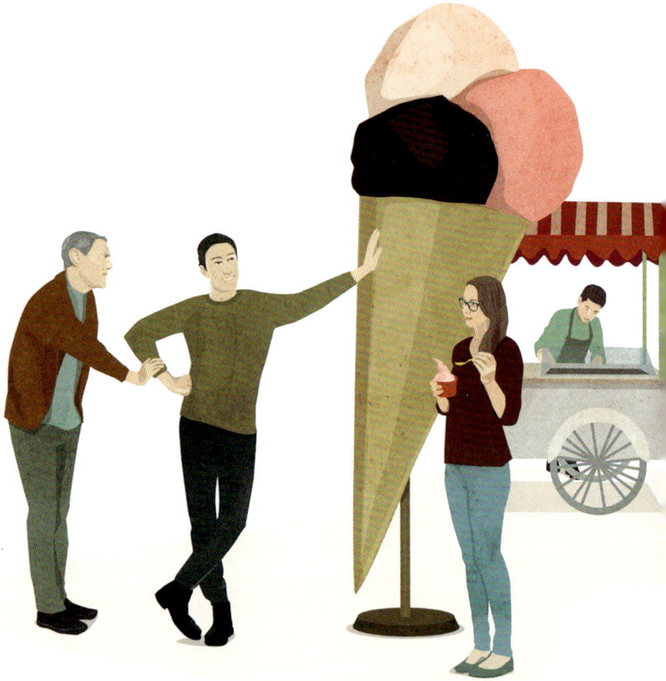

Das Leid der anderen

Wie sehr belastet der Diabetes eigentlich meine Angehörigen? Eine Spurensuche

→ Bei Familie Seiler steht Eis essen auf der schwarzen Liste. Fragt meine achtjährige Nichte nach Calippo oder Flutschfinger, was im Sommer durchaus mehrmals täglich passiert, erstarren meine Mutter und meine Schwester gleichermaßen. Das arme Kind. Die Achtjährige muss für das büßen, was ich angerichtet habe.

Als ich 15 war, fuhren Mutter und Schwester mit mir in den Schwarzwald. Ich saß fast die ganze Zeit Discman hörend auf der Rückbank des Twingos meiner Schwester – Chillen würde man heute dazu sagen –, während meine Verwandtschaft ersten Grades vorne aus meiner damaligen Sicht ausschließlich Irrelevantes beredete. Irgendwann besuchten wir auf dem Marktplatz zu Lahr eine Eisdiele. Ich kann mich noch gut an den Erdbeerbecher mit Schirmchen erinnern. Mutter und Schwester hingegen vor allem an das, was zwei Stunden später im Twingo geschah. Wir fuhren irgendwo auf der A5, als ich ohnmächtig wurde, unterzuckerte oder, wie es meine Schwester heute formuliert: „Du lagst da wie ein Mehlsack." Ihr damals kleiner Bruder, also ich, habe gestöhnt, geächzt. Ich kann mich an nichts erinnern, was kein Wunder ist bei einem vom herbeigeeilten Notarzt gemessenen Blutzuckerwert in Höhe von 34 mg/dl (1,9 mmol/l). Es war das erste Mal, dass mich meine Mutter und Schwester derart unterzuckert erlebt hatten.

„Stephan und Eis passen seitdem für mich nicht mehr zusammen", sagt meine Schwester. Auch der Twingo hat durch mich an Beliebtheit verloren. Sieht sie einen, denkt sie: Mehlsack. Die Automarke steht symbolisch für den hilflosen Bruder. Lange Zeit enervierte mich das alles. Ich fragte mich, warum meine lieben Familienmitglieder nicht andere Assoziationsketten fanden, mit dem Twingo müssen doch auch positive Erinnerungen verbunden sein (schließlich bot das Auto ein Faltdach, das man bei Sonnenschein öffnen konnte). Aber Mutter und Schwester erwiderten stets: „Du weißt gar nicht, wie schlimm das damals war." Irgendwann klang diese Formel ein wenig wie Opas Geschichten vom Krieg. Da wusste ich auch nie, was selbst erlitten oder was nachträglich hinzugefügt wurde.

Geändert hat sich das vor ein paar Monaten. Vielleicht werde ich erwachsen, oder es lässt einfach die Kraft zur Rebellion nach. Jedenfalls stelle ich mir immer häufiger die Frage, was ich in den 20 Jahren als Diabetiker meinen Eltern, meiner Schwester, meinen Freunden und Expartnern angetan habe. Letztgenannte sahen mich bisweilen in ähnlich erschreckenden Posen, unterzuckert, krampfend, mit aufgebissener Zunge.

Nun frage ich mich: Wie egoistisch bin ich eigentlich? Seit Jahren schreibe ich diese Kolumne, über Spritzstellen, Nebenwirkungen, Folgeerkrankungen. Fast immer behandelte ich: mich. Auf die Idee, über jene zu schreiben, die ebenfalls von meinem Diabetes betroffen sind, komme ich erst jetzt. Das tut mir leid. Mea culpa, liebe Expartner und Freunde, liebe Schwester, liebe Mutter, lieber Vater. Ich möchte Abbitte leisten und werde zu einer kleinen Reise aufbrechen. Ich will meine Liebsten besuchen, sie nach ihrem Leid mit meinem Diabetes befragen – und vielleicht ein Eis mit ihnen essen. (Sorry, Mom, der Joke musste sein.)

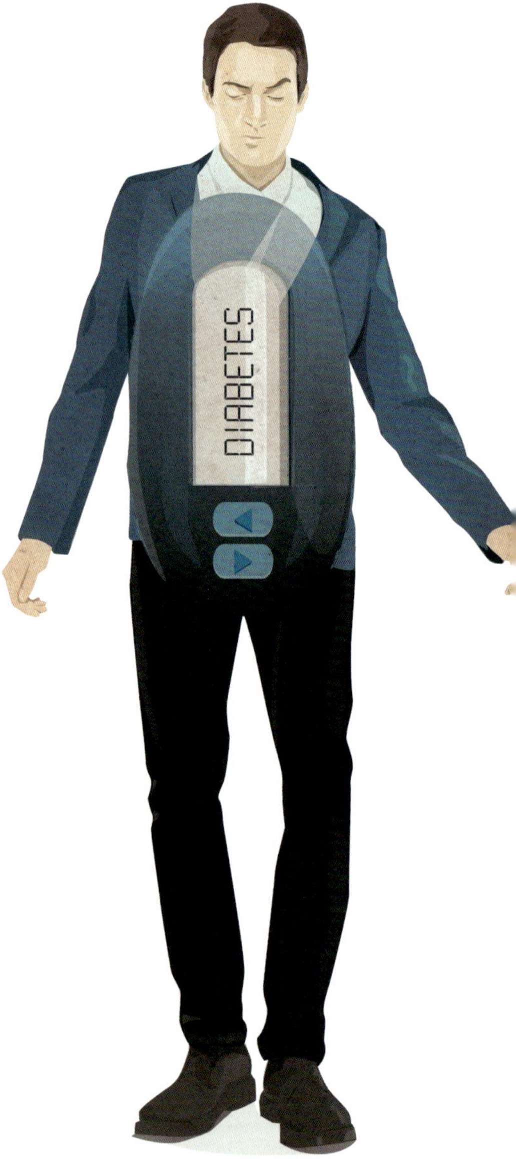
DIABETES

Zombies und Zeitbomben

Das Leid der anderen, Teil II: Verbunden mit einer Abbitte an Freunde und Verwandte

→ Als ich mich zu Mutter an den Esstisch setze, wird mir flau. Ich fühle mich wie früher als Kind, wenn ich auf der Suche nach Süßigkeiten die Schränke durchwühlt und aus Versehen etwas zertrümmert habe. Auch damals hielt meine Mutter am Esstisch das Tribunal ab. So schlimm soll es heute nicht zugehen. Aber unangenehm ist es mir schon, meine Mutter danach zu fragen, was ich ihr angetan habe. Präziser: was Stephan, der Diabetiker, ihr angetan hat. Ich und Stephan, der Diabetiker, scheinen nicht dieselbe Person zu sein. Aber der Reihe nach.

Zuletzt habe ich die Frage behandelt, inwieweit mein Diabetes meine Familie und Freunde belastet (worauf ich keine Antwort fand, weshalb nun die Fortsetzung folgt). Eines habe ich dabei begriffen: Angehörige und Freunde leiden, wenn sie mich unterzuckert, krampfend oder mit aufgebissener Zunge vorfinden. Viel zu lange blendete ich das aus. Am Esstisch will ich Abbitte leisten und meine Mutter anhören.

Meine Schwester war bereits morgens dran. Im alten Kinderzimmer hatte sie erzählt, wie traumatisch es gewesen sei, als ich einst mit „stierem Blick“ im Flur vor ihr stand. Auf ihren Hinweis, doch mal den Blutzucker zu messen, hätte ich getobt. Geschrei mit mir sei keine Freude, meinte sie, erst recht nicht, wenn sie befürchten müsse, dass ihr Geschwister jeden Moment zusammenbrechen könnte.

Nun also meine Mutter. Ich quetsche mich auf die Sitzbank. Meine Mutter rührt im Kaffee und beginnt zu erzählen: davon, dass sie Angst habe, die Kontrolle zu verlieren, sobald sich ihr Sohn in einen Unterzucker-Zombie verwandele, der grunzt, wenn sie ihm nahelegt, Traubenzucker zu essen. „Auch habe ich immer wieder den Satz im Kopf, den ich mal irgendwo gelesen habe: ‚Diabetiker sollten nicht allein leben‘“, sagt sie und schaut mich an. Sie schweigt, aber ihre Augen scheinen zu brüllen: „Leg dir endlich einen Partner zu, damit deine Mutter sich nicht länger sorgen muss!“

Ich versuche verständig zu nicken. Bin ich in den Augen meiner Mutter eine Zeitbombe, die irgendwann explodiert beziehungsweise implodiert (was wohl einer Hypoglykämie näher kommt), sofern nicht nonstop jemand auf mich aufpasst? Die Fronten scheinen klar verteilt: dort die ohnmächtigen Lieben, hier der Zombie alias die Zeitbombe. Für meine Angehörigen scheine ich mit einem Blutzuckermessgerät verwachsen zu sein. Nehmen sie nicht wahr, dass ich nach 20 Jahren mit Diabetes nicht nur noch am Leben bin, sondern auch glücklich und gesund?

Ich rufe einen an, den ich gern konsultiere, wenn ich mich diabetologisch missverstanden fühle. Professor Bernhard Kulzer geht ans Telefon. Der Psychologe des Diabeteszentrums Mergentheim hört sich meine Larmoyanz geduldig an. Das sei noch gar nichts, erwidert er. Was er von Ehepartnern, Geschwistern, Eltern und Freunden von Diabetikern schon gehört habe, holt er aus – und ich spüre, dass ich das Thema fortsetzen muss.

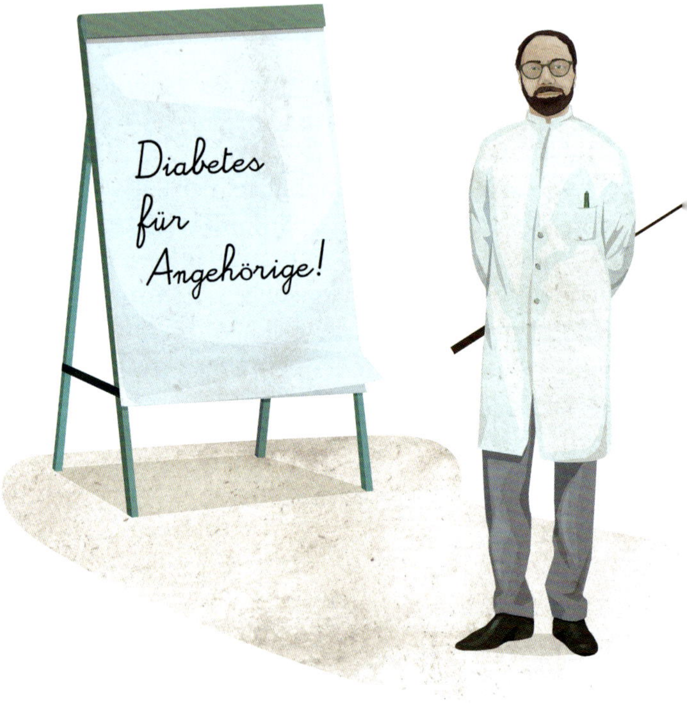
Diabetes
für
Angehörige!

Lieben und Lernen

Das Leid der anderen, Teil III: Alle Angehörigen bitte in eine Schulung für Diabetes!

→ Es ist lang her: Mit 16 Jahren kellnerte ich in der einzig angesagten Bar meiner Heimatstadt. Die schönsten Schichten verbrachte ich, wenn ich mit Silke arbeiten durfte. Sie hatte glänzende Haut, glänzendes Haar, glänzende Zähne. Alles an ihr glänzte, und wie sie erst duftete!

Eines Tages rettete sie mich, als sie mich unterzuckert in der Getränkekammer fand. Ich hatte damals erst ein paar Monate Diabetes und keine Ahnung von der Wirkung körperlicher Arbeit auf den Stoffwechsel. Zudem war ich noch neu im Kellner-Business. An jenem Nachmittag sollte ich im Raum unter der Wirtschaft ein Bierfass anschließen. Ich muss eine Ewigkeit im engen Keller herumgefummelt haben, ehe

Silke herunterkam und mich ächzend vorfand. Ich stammelte: „Zucker". Sie antwortete: „Du auch noch?", und griff eine Saftflasche aus dem Regal. Als ich wieder zu Sinnen kam, erzählte sie mir ihre Geschichte, dass ihr Freund auch Zucker habe. Er würde sie fertigmachen, weil er ständig unterzuckere. „Er isst und trinkt, was er will, haut sich beliebige Mengen Insulin rein. Ich muss es ausbaden", sagte Silke.

Diese Szene hat sich mir eingebrannt. Meine Lehre damals: Diabetes kann offenbar beziehungsgefährdend wirken. In den vergangenen beiden Monaten habe ich darüber geschrieben, wie Angehörige und Freunde unter meinem Diabetes leiden. Ich sprach mit meiner Schwester und Mutter, mit Freunden und Expartnern. Aber das Thema ist noch nicht durch, nicht nur wegen meiner Erinnerung an Silke.

Ich rufe nochmals Professor Bernhard Kulzer im Diabeteszentrum Mergentheim an. Der Psychologe scheint sich zu freuen, dass ich dieses Mal nicht über meine eigene Befindlichkeit sprechen möchte, sondern über das Leiden der anderen. „Das Thema wurde lange vernachlässigt. Dabei fühlt sich das Umfeld oft stärker vom Diabetes betroffen als der Diabetiker selbst", sagt er und zitiert eine Studie, in der mehr als 15.000 Betroffene und Angehörige befragt wurden. Ergebnis: Bezogen auf Unterzuckerungen sind Angehörige besorgter als die Diabetiker selbst. „Mich erinnert das an Menschen, die beim Autofahren auf dem Beifahrersitz sitzen und sich unsicherer fühlen, als wenn sie am Steuer säßen“, sagt Kulzer. Von Konflikten in der Partnerschaft höre er häufig. So hätten viele Angst, dass der Partner bei einer Unterzuckerung sterben könnte. Dass dies extrem selten passiere, wüssten nur wenige. Im Internet lese ich von einer Frau, die ihren unterzuckerten Gatten nicht mehr erträgt, weil der aggressiv wird. „Ich lasse ihn dann einfach liegen“, schreibt sie.

Was also tun, frage ich und denke an Silke, die sich kurz nach meinem Kollaps von ihrem dauerunterzuckerten Freund trennte. „Reden“, antwortet Kulzer, „einander vertrauen, eine entspanntere Haltung zum Diabetes bekommen.“ Was bleibt sonst? Weil Reden nicht jedem leichtfalle, meint der Psychologe, wolle er Schulungen anbieten für Angehörige.

Ob ich gleich drei bis 18 Tickets für meine Liebsten buchen soll?

Versorgungs-lücke

Party, Party: Und leider das Basalinsulin zu Hause vergessen. Wie geht es jetzt weiter?

→Habe ich schon mal darüber geschrieben, wie vergesslich ich bisweilen bin?

Kürzlich wollte ich mit Freunden in Hamburg nur etwas essen gehen. Aber dann landeten wir im Schanzenviertel, aus zehn wurde elf, aus elf wurde Mitternacht, und danach schaute ich nicht mehr auf die Uhr. Es war eine schöne Nacht. Bis ich um vier Uhr morgens nach Hause kam. Auf dem Tisch lag wie ein Mahnmal mein Basalinsulin-Pen.

War da nicht was? O ja, da war etwas: Normalerweise injiziere ich mir allabendlich um 22 Uhr ein 24 Stunden wirksames Insulin, gewissermaßen meine Basisration Leben. Es fängt jenen Zucker ab, den ich über meine Leber aus-

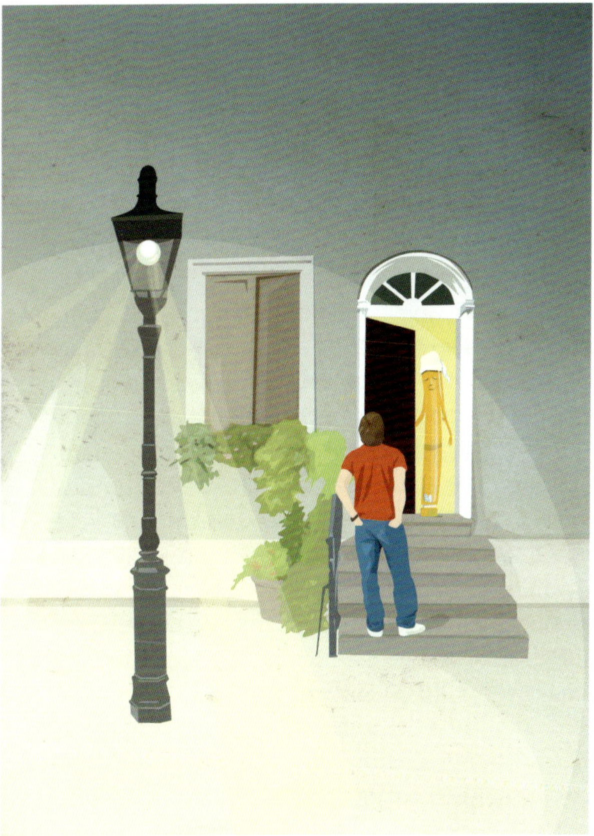

schütte, selbst wenn ich den ganzen Tag keine Kohlenhydrate zu mir nehme. Am Vorabend hatte ich es vergessen und somit zwischen 22 Uhr und 4 Uhr so etwas wie eine Versorgungslücke. Mein Zuckerspiegel war tatsächlich etwas erhöht. Mehr beschäftigte mich jedoch die Frage, wie ich die sechsstündige Versorgungslücke schließen sollte. Die Einheiten nachspritzen? Eine geringere Dosis? Oder sollte ich mit schnell wirksamem Insulin den Tag überbrücken?

Ich betrachtete den Basal-Pen wie ein antikes Fundstück und fand doch keine Antwort. Am Ende spritzte ich ein paar Einheiten weniger als sonst und legte mich schlafen. War das korrekt?

Ich rufe den Diabetologen Thomas Nachtwey in Braunschweig an und schildere ihm meine Basal-Vergesslichkeit. Er antwortet mit einem Vortrag. Das laut Beipackzettel 24 Stunden wirksame Insulin wirke oft „deutlich länger“. „Da spielt es keine Rolle, ob Sie drei oder vier Stunden früher oder später spritzen.“

Bei einer längeren Versorgungslücke solle ich hingegen korrigieren. „Sie haben zwei Möglichkeiten“, erklärt Nachtwey. Entweder ich könne den Tag mit kurz wirksamem Insulin überbrücken, immer wieder zwischendurch zwei bis drei Einheiten spritzen. „Das ist mir zu anstrengend“, erwidere ich und frage nach der zweiten

Möglichkeit. Dr. Nachtwey nennt eine Formel. Ich solle das Basalinsulin errechnen, das ich pro Stunde benötige, und diesen Betrag mit den verbleibenden Stunden bis 22 Uhr multiplizieren. Diese Menge solle ich mir verabreichen, um den Tag zu überbrücken – bis dann abends um zehn wieder meine normale Basal-Tagesdosis dran sei.

Ich schweige einen Moment still und rechne nach: 25 Einheiten, geteilt durch 24 Stunden, mal ... Eigentlich ganz logisch, denke ich und schreibe die Formel auf. Sicher ist sicher.

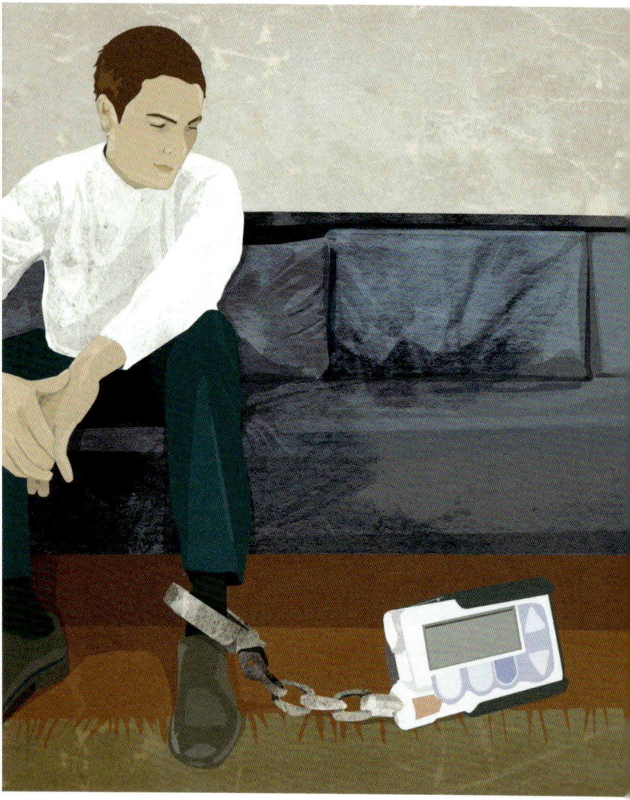

Angehängt

Insulinpumpe ja oder nein? Das ist hier die Frage

→ Vor längerer Zeit habe ich für den *Diabetes Ratgeber* ein Geschwisterpaar in Celle besucht, das Diabetes hat. Beide waren Anfang 20. Beide trugen Insulinpumpen. Beide hatten Traumwerte. Ihr HbA1c: jeweils um die 5. Besser geht es kaum. Noch während ich damals Zitate wie „die Pumpe hat mein Leben vereinfacht“ oder „ich merke gar nicht, wenn ich sie trage“ in meinen Block notierte, nahm ich mir ein Versprechen ab: Ich wollte auch so ein Ding! Zehntausende Typ-1-Diabetiker in Deutschland tragen eine Insulinpumpe. Kein lästiges Spritzen mehr – die Pumpe schickt die nötige Insulinration durch einen am Bauch befestigten Schlauch in den Körper. Vollautomatisch.

Ein Traum, dachte ich mir damals in Celle und denke ich mir heute noch. Geschehen ist in der Zwischenzeit jedoch: gar nichts. Ich trage immer noch keine Pumpe. Obwohl ich weiß, dass ich dadurch im Schnitt 20 Prozent weniger Insulin bräuchte. Obwohl ich weiß, dass gerade die Blutzuckerwerte am frühen Morgen unten blieben. Obwohl ich weiß, dass meine Blutzuckerschwankungen reduziert werden könnten. Ich kenne die Fakten. Wovor scheue ich mich dann? Was hält mich davon ab, meine Gesundheit an einen Schlauch zu koppeln?

Ich frage Professor Diethelm Tschöpe vom Diabeteszentrum Bad Oeynhausen. Er stellt jedes Jahr viele Diabetiker auf die Pumpentherapie um. Und antwortet mit einer Gegenfrage: „Sind Sie eitel, Herr Seiler?" Ich brauche einen Moment, dann sage ich: „Natürlich bin ich das. Journalisten sind stets eitel, das gehört quasi zum Berufsbild." Professor Tschöpe scheint mit dieser Antwort gerechnet zu haben, jedenfalls reagiert er keinesfalls überrascht, sondern sagt: „Wenn Sie eine Pumpe tragen, wird Ihr Diabetes sichtbarer. Wahrscheinlich stört Sie das."

Ich überlege kurz. Tatsächlich finde ich die Vorstellung unangenehm, nur noch mit Katheter wahrgenommen zu werden. Als ob ich einen künstlichen Darmausgang hätte. Ich stelle dem Klinikdirektor die Fragen, die alle Skeptiker stellen: Was ist beim Sport? Beim Ausgehen? Beim Sex? „Alles kein Problem. Sie können individuelle Bolusraten in der Pumpe einprogrammieren. Beim Sex legen Sie die Pumpe einfach vorübergehend ab."

Das beruhigt mich. Alles wird besser mit der Pumpe. Wird es doch – oder, Herr Professor? „Glauben Sie nicht, dass Sie mit Pumpe weniger Aufwand haben", sagt Tschöpe. Man müsse das Material warten, Luftblasen aus dem Schlauch drücken und aufpassen, dass man mit dem Schlauch nicht an einer Klinke hängen bleibt.

Also gut, ich gehe noch mal in mich. Mache mit mir und meiner Eitelkeit aus, ob ich Pumpenträger werden möchte. In einem Jahr werde ich es dann hoffentlich wissen.

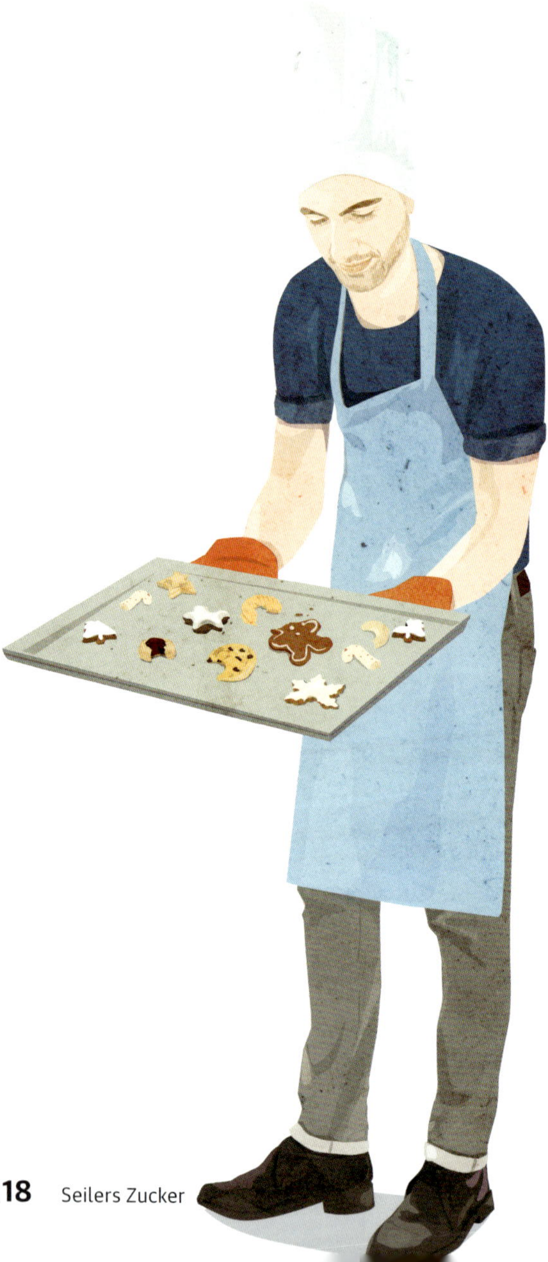

Bis zum letzten Dominostein

Ständig verführt von Plätzchen: Und wie genau läuft das jetzt mit dem Insulin?

→ In meiner Redaktion steht ein Tisch der Verführung. Er befindet sich im Großraumbüro, neben dem Platz eines Kollegen, mit dem ich häufig reden muss, was mir nicht unrecht ist, der Verführung wegen. Die sieht ständig anders aus: Mal liegen auf dem Tisch Kuchenstücke aus, mal eine Tüte Bonbons, nicht selten steht auch eine Gebäckmischung bereit, die Folie eingerissen, man will es ja nicht so schwer haben beim Naschen am Arbeitsplatz.

Meine Liebe zu Süßem geht so weit, dass manche Menschen behaupten, es sei kaum möglich, dass ich Diabetiker bin. Bitte nicht falsch verstehen: Ich spritze fast jeden Bissen, esse nicht nonstop und meist Gesundes. Aber ich habe auch kein Problem, eine Tafel Schokolade binnen zwei Minuten zu vernichten. Dass ich das kann, habe ich dem schnell wirksamen Insulin zu verdanken. Ist die Freiheit, jederzeit in einen Schokoriegel beißen zu können, nicht das wahre Glück eines Menschen, der in der Ersten Welt leben darf?

Zum Jahresende ist es jedoch komplizierter. Diese Zeit ist ein Paradies für Candy-Lover, zugleich ein Horror für Diabetiker. Zu blöde, dass ich beides bin. Auf dem Futtertisch häufen sich im Advent die Verführungen, weil ständig jemand was mitbringt. Meine größte Schwäche: Dominosteine. Da ist alles drin, was lecker und ungesund ist. Manchmal stehe ich ratlos vor dem Tisch. Soll ich? Kann ich? Darf ich? Wenn ja, wie viel?

Ich suche im Netz nach „Diabetes" und „Weihnachtsplätzchen" und finde Tausende Rezeptideen und etliche Ratschläge. „Wenn Sie backen, können Sie Rezepte blutzuckerfreundlicher gestalten", lese ich. Ich solle helles Weizenmehl durch dunkles ersetzen, den Zuckeranteil reduzieren. Danke schön, liebes Internet, aber wie die Kekse auf unserer Naschplatte entstanden sind, erfahre ich meist nicht. Also einfach essen, schätzen, spritzen, und nach einer halben Stunde beginnt das Spiel von vorn. Oder nicht? Ich rufe Elisabeth Schnellbächer an, die einst meine Nachbarin war und lange Zeit den Verband der Diabetes-Beratungsberufe leitete. „Stephan", beginnt sie, und allein der vertraute Klang ihrer Stimme beruhigt mich, „bleib entspannt. Wichtig ist, dass du die Süßigkeiten bewusst konsumierst und keine Schuldgefühle hast." Aber was soll ich spritzen, wenn ich alle halbe Stunde zwei Dominosteine esse?

Die Antwort meiner Nachbarin: Jeder Keks braucht Insulin. Wenn ich eine größere Portion über einen längeren Zeitraum verspeise, solle ich in Etappen injizieren. Eine Ladung zu Beginn, eine weitere, wenn die Packung leer ist. Das alles stehe in keinem Lehrbuch, es fuße auf Erfahrungen, meint Schnellbächer, und als ich das höre, zerknülle ich eine Lebkuchenfolie und werfe sie in den Mülleimer. Gut, dass ich im Redaktionskühlschrank immer ein paar Patronen Insulin lagere. Direkt unter den Schokoriegeln.

Auf der Flucht

Verfolgt von Ängsten vor Folgekrankheiten: Da läuft doch was falsch!

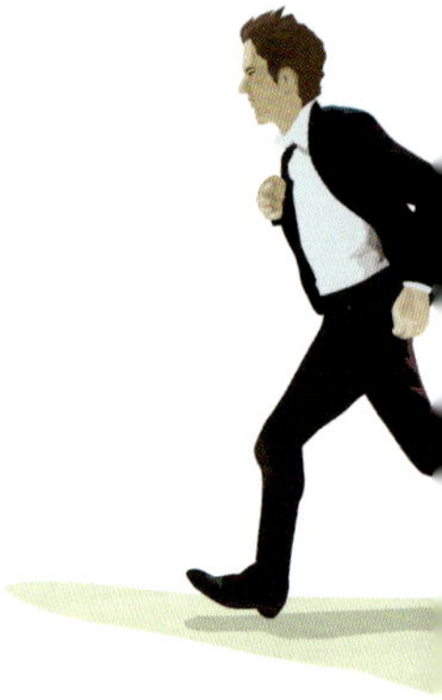

→ Es ist wie früher in der Schule bei der Zeugnisvergabe. Schon bevor der Lehrer die Giftzettel verteilt hatte, ahnte ich, welche Noten auf meinem stehen würden (eine gute in Deutsch, eine mittelmäßige in Mathe, eine katastrophale in Chemie). Als Diabetiker habe ich auch Zeug-

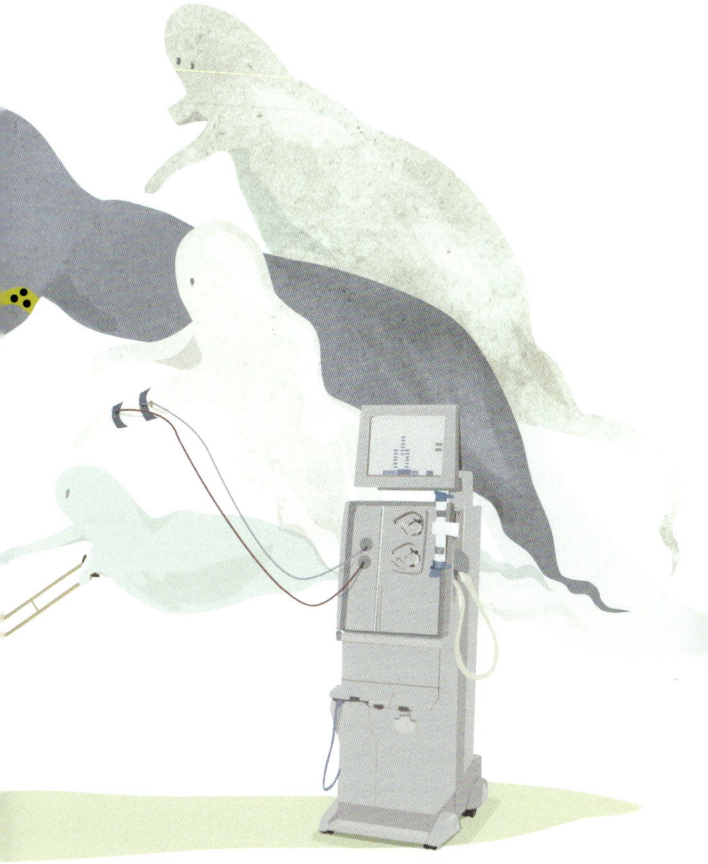

nisvergabe – einmal im Quartal. Dann gehe ich mit weichen Knien zu meinem Diabetologen, denke an die vergangenen Wochen, vor allem an die nicht so guten Tage. An den Tag, an dem ich vergaß, mein Basisinsulin zu spritzen. An den Tag, an dem ich mein Blutzuckermessgerät beim Ausgehen nicht dabeihatte. An den Tag, an dem ich meinen Unterzucker mit Gummibärchen bekämpfte (Ergebnis: Überzuckerung). Wie früher in der Schule ahne ich, welche Note mich erwarten wird. Dennoch fühle ich mich im Sprechzimmer jedes Mal wie ein Fünftklässler, wenn mein Diabetologe aus meinem Zuckerzeugnis vorliest: „Ihr HbA1c-Wert lautet …"

Für alle, die es nicht wissen: Der HbA1c berichtet vom durchschnittlichen Blutzuckerspiegel der vergangenen drei Monate. Alles unter 7 Prozent ist okay, richtig gut sind Werte bis 6,5. Ist der Wert dauerhaft zu hoch, also jenseits der 7, drohen Folgeerkrankungen. Blindheit, Beinverlust, Impotenz.

Weil ich deshalb Angst vor Überzuckerungen habe, spritze ich lieber mehr als weniger. Um den Preis, dass ich häufiger in Unterzuckerungen rutsche, was auch kein Spaß ist. Zeit für ein Gespräch mit Professor Bernhard Kulzer vom Diabeteszentrum Mergentheim. Der Psychologe hält Vorträge über die Risikowahrnehmung von Diabetikern.

Er sagt: „Während Typ-2-Diabetiker die Gefahr von Folgeerkrankungen oft unterschätzen, ist es bei Einser-Typen eher umgekehrt." Kulzer blättert in seinem Vortrag. Die Gefahr eines Nierenversagens nach 20-jährigem Diabetes betrage bei Typ 1 rund neun Prozent, zitiert er. Zuckerkranke schätzten die Gefahr hingegen viermal höher. Auch das Amputationsrisiko werde 13-mal höher eingestuft, als es tatsächlich ist. „Das erklärt, warum viele Patienten wie Sie enormen Aufwand betreiben, um hohe Werte zu vermeiden", sagt Kulzer. Das koste Lebensqualität, erhöhe die Gefahr schwerer Unterzuckerungen. „Ein zuckerkranker Bekannter von mir verunglückte deshalb mit dem Motorrad", erzählt Kulzer.

Aber, Herr Professor, entgegne ich, Sie wollen mir doch nicht weismachen, dass ein Zucker von 300 mg/dl (16,7 mmol/l) keine Gefahr für Augen, Beine und Potenz darstellt? Doch, genau das will Kulzer. „Für den HbA1c spielt es keine große Rolle, ob der Zuckerwert kurzzeitig erhöht ist", sagt er. Zwei bis drei Stunden seien kein Problem.

Wie beruhigend. Ich habe etwas gelernt, wie in der Schule. Beim nächsten Zuckerzeugnis werde ich ruhig bleiben. Solange mein Arzt den richtigen HbA1c-Wert vorliest.

Der letzte Schuss

Wochenende – und kein Insulin: Geschichte über eine Odyssee und einen barmherzigen Bruder

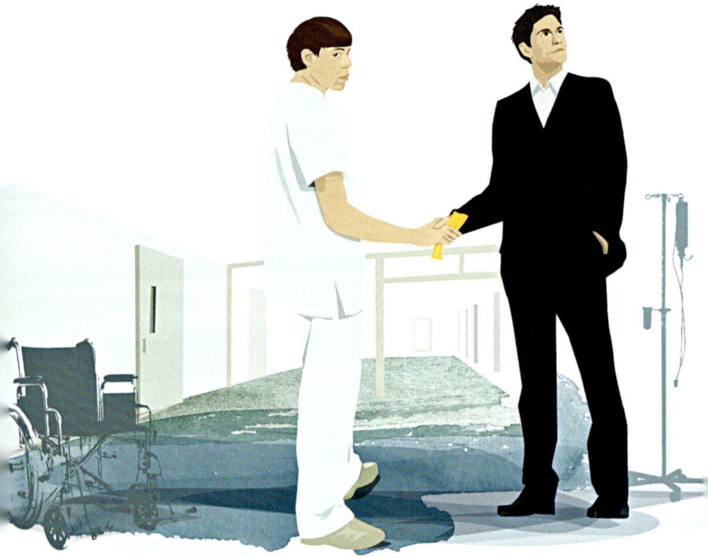

→ Das Insulin ging mir aus, als ich eine Pizza bei meinem Lieblingsitaliener in Berlin-Kreuzberg bestellt hatte. Es war Samstagabend um kurz nach zehn und ich 300 Kilometer von meiner Wohnung in Hamburg (und den dortigen Insulinvorräten) entfernt. Aus meinem Pen tropfte die letzte Einheit auf den Vorspeisenteller.

Apotheken und Ärzte haben übers Wochenende geschlossen. Was also tun? Zurück nach Hamburg, um Ersatz zu besorgen, oder überzuckert durchs Wochenende taumeln? Ich entschied mich für Letzteres. Am nächsten Morgen war mein Blutzucker jenseits der 350 mg/dl (19,4 mmol/l). Ich frühstückte eine Literflasche Wasser, fühlte mich elend. So wollte ich den Geburtstag eines Freundes am Abend sicher nicht feiern. Ich musste etwas tun.

Die Suche nach der lebenserhaltenden Flüssigkeit führte mich zunächst in eine Notdienst-Apotheke. Der Apotheker, ein freundlicher Mann mit Schnauzer, hörte mir geduldig zu – und schüttelte den Kopf. „Kein Insulin ohne Rezept“, sagte er. Ich setzte meinen Bettelblick auf: „Auch nicht, wenn mein Zucker 350 beträgt?“ Der Apotheker wippte hin und her, sagte: „Das ist kein dringender Notfall!“ Ich konnte es nicht fassen und drehte mich um. „Versuchen Sie es im Krankenhaus“, rief mir der Mann mit Schnauzer nach. Auf dem Weg zur Klinik murmelte ich immer wieder „kein Notfall" vor mich hin. In der Notaufnahme des Krankenhauses vergingen 30 Minuten. Zucker: 420 mg/dl (23,3 mmol/l). Die Schwester fragte nach der Praxisgebühr. Nach zwei Stunden stand ich wieder am Tresen. „Ich brauche keinen Arzt", sagte ich, „nur eine Patrone Insulin." Mein Mund war papptrocken. Die Schwester zuckte die Achseln. „Sie müssen sich gedulden. Kein dringender Notfall!"

Es gibt Momente, da verzweifelt man an der deutschen Gründlichkeit. Ich habe seit 17 Jahren Diabetes, wahrscheinlich mehr Ahnung von der Krankheit als viele Krankenhausärzte. Dennoch traut man mir nicht zu, eine Patrone Insulin entgegenzunehmen. Ich wiederholte meine Quengelei noch zweimal.

Nach viereinhalb Stunden schaute plötzlich ein Pfleger um die Ecke. Er nickte mir verschwörerisch zu. Ich folgte ihm in einen Putzraum. Dort überreichte er mir eine Tüte: „Da ist alles drin, Insulin, Spritzen, Nadeln. Verraten Sie mich nicht, sonst bin ich meinen Job los." Dann verschwand der barmherzige Mann in der endlosen Neonröhren-Welt der Klinik. Ich freute mich über den Samariter, der meinetwegen das Gesetz brach. Noch im Putzraum stocherte ich mit der Spritze in der Patrone herum. Als die Nadel meine Bauchdecke durchdrang, stöhnte ich vor Glück wie ein Fixer am Bahnhof Zoo. Ich war gerettet. Aber wieso wurde es mir so schwer gemacht, am Leben zu bleiben?

Zurück in Hamburg, rufe ich Oliver Ebert an. Der Stuttgarter Rechtsanwalt sagt, was ich schon befürchtet hatte: „Es war kein lebensbedrohlicher Notfall." Der Apotheker dürfe ohne Rezept kein Insulin ausgeben. Der Pfleger ohnehin nicht. „Wo finde ich dann Insulin, wenn sich alle Lebensretter hinter Paragrafen verstecken?", will ich wissen. Der Anwalt antwortet: „Gehen Sie zum Notdienst-Arzt, und holen Sie sich ein Rezept."

Vielleicht sollte ich mir von professionellen Schauspielern zeigen lassen, wie ich glaubwürdig einen Notfall darstelle. Mit Umfallen, Keuchen und so weiter.

Sicher ist sicher.

Ihr Ärmsten!

Ich bin krank! Ich will einen Keks!
Dürfen Diabetiker eine
Sonderbehandlung verlangen?

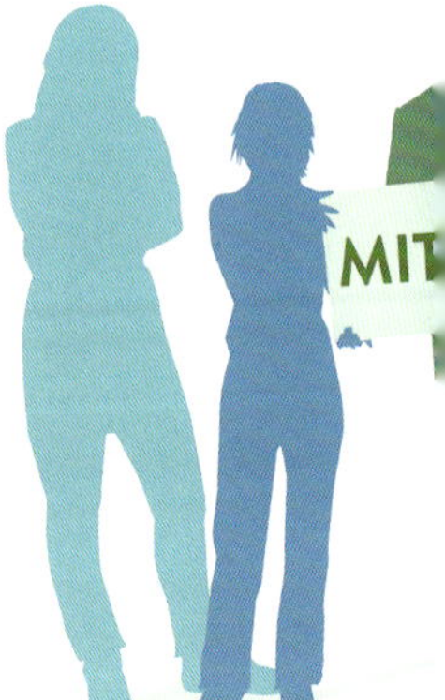

→ Kaum hatte ich im Wartezimmer meines Arztes Platz genommen, da sprach mich die ältere Dame schon an. Ob ich auch Zucker hätte, sie heiße Gudrun, sei Lehrerin, gerade 60 geworden und seit 40 Jahren Diabetikerin. Wir waren schnell beim Du, unterhielten uns, das heißt: Die meiste Zeit sprach Gudrun. Irgendwann, ich sehnte langsam das Ende der Konversation

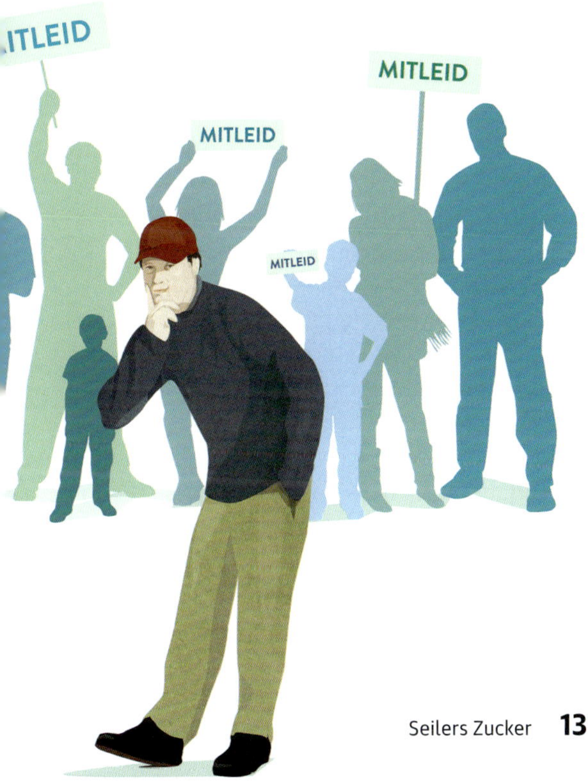

herbei, sagte sie die Worte, die mich umhauten. Sie müsse täglich nur fünf Stunden unterrichten, erzählte sie, während der sechsten Stunde könne sie nicht. Schließlich müsse sie täglich um 12.45 Uhr zu Mittag essen und Insulin spritzen. Ich stutzte, staunte, fragte nach: „Gudrun, dank der intensivierten Insulintherapie darfst du doch essen, was und wann du willst?“

Sie lächelte, nickte und entgegnete kein bisschen verlegen: „Stimmt, aber das müssen meine Kollegen ja nicht wissen.“ Ich war fassungslos, aber sie fuhr fort. „Wir haben es schon so schwer mit unserer Krankheit, da müssen wir uns doch unsere Freiräume erkämpfen.“ „Erkämpfen“, stotterte ich, „oder meinst du erlügen?“ Die Sprechstundenhilfe rief Gudrun ins Arztzimmer. Sie ging augenzwinkernd. Und ich dachte nach.

Während es Gudrun gefiel, als Besonderheit wahrgenommen zu werden, fühle ich mich wohler, von Kollegen als normal angesehen zu werden. Ich freute mich meiner Konsequenz. Aber plötzlich fiel mir ein, dass ich im Büro manchmal der Sekretärin vorschwindele, ich sei unterzuckert, nur um ein paar Kekse zu ergattern. Ich Betrüger! Bin ich also keinen Deut besser als meine Sprechstundenbekanntschaft? Oder hat Gudrun recht, und wir dürfen unseren Diabetes tatsächlich ausnutzen? Nach dem Motto: Wenn schon krank, dann bitte mit allen Vorzügen, die mir die Krankheit bietet! Ich brauchte eine moralische Instanz, rief bei Professorin Karin Lange von der Medizinischen Hochschule in Hannover an. Ich erzählte ihr von Gudrun. Die Diabetes-Psychologin antwortete: „Wer krank ist, erwartet zu Recht ab und zu Rücksichtnahme. Wenn Ihre Bekannte dies ausnutzt, schadet sie sich jedoch am Ende selbst. Ich kann mir nicht vorstellen, dass sie besonders beliebt ist in ihrem Kollegenkreis." Schlimmer sei jedoch, dass sie anderen Diabetikern schade, deren Aussagen eventuell angezweifelt würden, sollte Gudruns Verhalten einmal auffliegen.

„Jeder muss mit sich vereinbaren können, ob er Märchen erzählt oder nicht", sagte Lange, „das ist eine Frage der Würde."

Ich beichtete der Professorin meine Keksgaunereien. Ob auch die würdelos seien, wollte ich wissen. „Nein, das ist niedlich", antwortete sie, „Sie sollten nur aufpassen, dass Sie es nicht übertreiben. Sonst könnte es passieren, dass Sie bei einer schweren Unterzuckerung von Kollegen nicht mit Cola oder Saft versorgt werden. Sondern mit Keksen."

Nur nicht ausrasten!

Warum werden Diabetiker eigentlich von Krankenkassen und Ärzten wie Kleinkinder behandelt?

→ Wenn ich mich über meine Krankenkasse aufregen möchte, muss ich nur warten. Alle paar Monate schickt sie mir ein DIN-A3-Kuvert mit ihren „Plus-News Diabetes", einem Sammelsurium gut gemeinter Ratschläge. „Als Diabetespatient müssen Sie besonders auf einen gesunden Lebensstil achten", steht da, oder: „Je mehr Sie über Ihre Erkrankung wissen, desto besser für Ihre Gesundheit." Ach was! Was noch? „Bewusste Ernährung und viel Bewegung gehö-

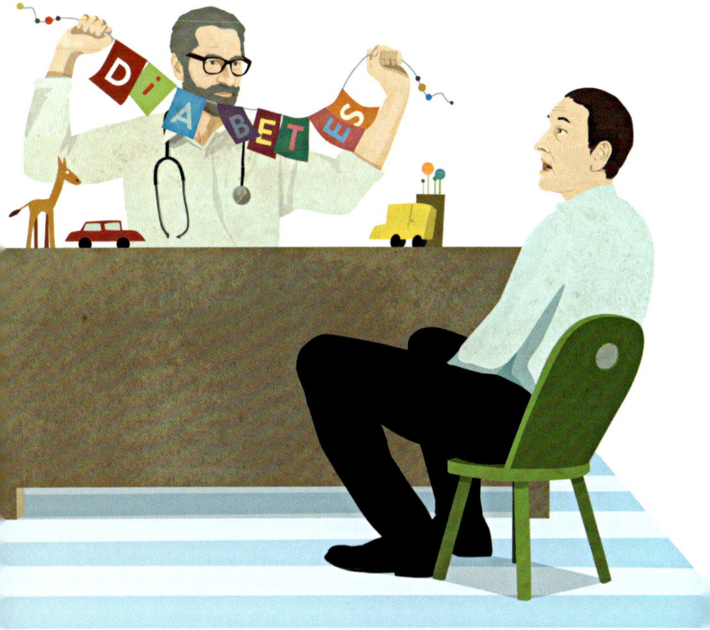

ren zu einem gesunden Lebensstil.“ Will mich die Kasse verarschen? Meint sie ernsthaft, ich hätte mehr als die Hälfte meines Lebens mit einer chronischen Krankheit verbracht, ohne zu begreifen, dass ein gesunder Lebensstil eine gute Sache ist? Geht’s noch schlimmer?

Ja, geht es! Bei meiner Diabetologin zum Beispiel, die mir in ihrer Sprechstunde bisweilen den Unterschied zwischen Unter- und Überzuckerung erklärt. Dabei faltet sie die Hände und spricht betont langsam, als stünde ich kurz vor der Einschulung. Bei meinem vergangenen Besuch erläuterte sie, was ein langsames Kohlenhydrat ist: „Das ist langsam, weil da noch ganz viel Fett dabei ist. Wissen Sie, was das sein könnte?“, fragte sie und schob hinterher: „Scho-ko-la-de zum Beispiel. Schoooo-koooo-laaaa-deeee.“ Mir war, als wollte sie mir noch eine Babyrassel in die Hand drücken.

Also, werte Ärzte und Krankenkassen dieser Republik: Haltet ihr mich für bescheuert, nur weil ich Diabetiker bin? Warum sprecht ihr mit mir wie mit einem Kleinkind? Darf ich erwarten, wie ein durchschnittlich intelligenter Mensch behandelt zu werden?

Nicht ganz, erwidert Bernhard Kulzer vom Diabeteszentrum Mergentheim, als ich ihn anrufe. „Das Krankenkassen-Anschreiben würde ich nicht überbewerten“, sagt der Psychologe. Die Sprache eines Schriftstücks, das an Tausende Menschen verschickt wird, sollte verständlich sein. Damit meint Kulzer sinngemäß: so, dass es auch der Dümmste versteht. Das ergibt Sinn, schließlich sind auch die Texte des *Diabetes Ratgeber,* in dem diese Kolumne erscheint, so gehalten. Geschenkt, antworte ich, aber was ist mit meiner Ärztin, die mir erklären möchte, wie Diabetes geschrieben wird?

„Das ist relevanter“, meint Kulzer und berichtet von eigenen Klinik-Erfahrungen. In Bad Mergentheim schult er regelmäßig Ärzte in Sachen Kommunikation mit Patienten. Das Problem sei das Rollenverständnis vieler Ärzte. Obwohl sie Jahre studiert und in Kliniken gearbeitet hätten, wüssten sie oft weniger über Diabetes als ihr Patient. „Das ist so wie der Informatik-Unterricht meines Sohnes“, erzählt Kulzer. „Der Lehrer würde nie eingestehen, dass er weniger über Computer weiß als die meisten seiner Schüler – obwohl es genau so ist. Er hat das Selbstverständnis, dass ein Lehrer mehr weiß als ein Schüler. Punkt.“

Ähnlich hielten es Ärzte. Glauben zumindest viele. Stimmt aber nicht, meint der Psychologe (und ich auch, falls das jemanden interessiert). Ein guter Arzt lasse sich auf den Patienten ein, meint Kulzer, und darauf, was dieser will. Der Patient sei der Auftraggeber, der Arzt quasi sein Dienstleister. „Wenn Sie das Gefühl beschleicht, dass Ihr Arzt nicht weiß, was Sie wirklich wollen, dann sollten Sie ihn wechseln“, sagt Kulzer.

Stimmt. Um mich gepflegt aufzuregen, bleiben mir dann ja immer noch die Schreiben meiner Krankenkasse.

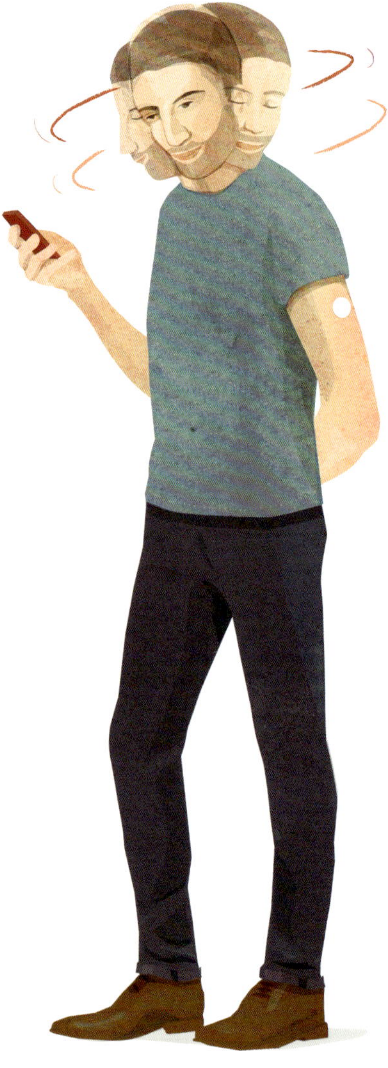

Mein neuer Begleiter

Ein digitales Zuckermessgerät und der Beginn einer wunderbaren Freundschaft

→ Seit einem Jahr gibt es etwas Neues in meinem Leben: eine Maschine, klein wie eine Zwei-Euro-Münze. Wir haben eine Beziehung zueinander aufgebaut, eine, die anfangs von Faszination geprägt war, von Missverständnissen und manchmal von schlechter Kommunikation. Also alles fast wie bei einem neuen menschlichen Partner. Die kleine Maschine ist ein sogenanntes „Flash-Glucose-Monitoring"-, kurz FGM-System. Bekannter unter Diabetikern ist es unter seinem Markennamen. In dem kommt das Wort „free" wie „Freiheit" vor – welche die Maschine angeblich für ihre Nutzer bedeutet. Was für ein Versprechen, dachte ich vor einem Jahr, als ich das Gerät erstmals an meinem linken Oberarm in Bizepshöhe anbrachte und es zärtlich „Freezy“ taufte. Ich erspare uns die technischen Details. Jedenfalls misst ein Sensor, der an meinem Oberarm in meinem Unterhautfettgewebe liegt, kontinuierlich den aktuellen Glukosewert. Alle Messwerte speichert er. Mit einem Lesegerät, das ein wenig an ein Handy der späten 90er-Jahre erinnert, kann ich die Werte abrufen. Dranhalten reicht, die Datenübertragung funktioniert drahtlos.

Was sich seither zwischen Freezy und mir entwickelt hat, ähnelt ein wenig einer neuen Bekanntschaft, einer Beziehung zu einem Menschen, der unvermittelt ins eigene Leben tritt, den man schnell lieb gewinnt – und über den man sich ab und an herzhaft ärgert.

In der Anfangszeit war da vor allem Faszination: Während ich mich jahrelang sechs, sieben Mal täglich mit einer Nadel in Fingerkuppen piksen, daraus einen Tropfen Blut pressen und schließlich die blutigen Teststreifen und Tupfer entsorgen musste, reichte es nun, kurz über den Oberarm zu wischen. Das ist ungefähr so, wie von der Eselskutsche in den Hochgeschwindigkeitszug zu wechseln. Wie soll man da keine Begeisterung empfinden?

Ich maß also meinen Zucker alle paar Minuten. Jedes Stück Brot wurde sofort von mir ge-

gengecheckt. Wie lange braucht es wohl, ehe die Zahl auf dem Display reagiert? In Meetings konnte ich unbemerkt mit dem Lesegerät über meinen Oberarm wischen, und schon wusste ich, ob ich bereit war für meine Wortmeldung. Oder ob es, unterzuckerbedingt, besser schien, noch eine Weile die Klappe zu halten.

Freezy und ich – wir mussten uns aneinander gewöhnen. Ich musste erst lernen, dass die kleinen Pfeile auf dem Display, welche die aktuelle Tendenz des Zuckers anzeigen sollen, keine Befehle darstellten, sofort überzureagieren. Zeigte der Pfeil nach unten, aß ich anfangs tütenweise Süßigkeiten. Überquerte der Wert die Marke von 200 mg/dl (11,1 mmol/l), spritzte ich Unmengen Insulin. Beides war natürlich Unsinn.

Während unseres ersten gemeinsamen Urlaubs in Myanmar half Freezy mir, die vielen landestypischen Reisgerichte einigermaßen solide zu verstoffwechseln und seltener zu unterzuckern. Aber auch Ignoranz schleicht sich in unsere Beziehung ein: Seit ein paar Wochen nehme ich Freezy manchmal lieber nicht zur Hand. Genau dann, wenn ich schon ahne, dass es schlechte Werte anzeigen wird. Verdrängen war in Beziehungen eben schon immer eine beliebte Problemlösung erwachsener Männer.

Der perfekte Mord

Interessant: Insulin eignet sich für mehr als zur Blutzucker-Kontrolle

→ Ich muss Sie warnen, liebe Leser: Dieser Text könnte Ihnen Angst bereiten. Das Insulin, mein Lebensgarant, soll ein Mordinstrument sein. Zum ersten Mal kam mir der Gedanke vor Jahren, als ich einen ARD-Tatort sah, in dem ein Student mit einer Überdosis Insulin getötet wurde. Im Internet finde ich einen *Spiegel*-Artikel aus dem Jahr 1958. Minutiös wurde damals der angeblich erste bekannt gewordene Insulin-Mord der Kriminalgeschichte nacherzählt. Der englische Krankenpfleger Kenneth Barlow hatte sich auf diese Weise seiner Frau entledigt. Dumm nur, dass er drei Jahre zuvor in einem Vortrag im Sanatorium tönte: „Mit Insulin lässt sich der ideale Mord verüben." Ein Mord, der nicht nachgewiesen werden könne. „Das

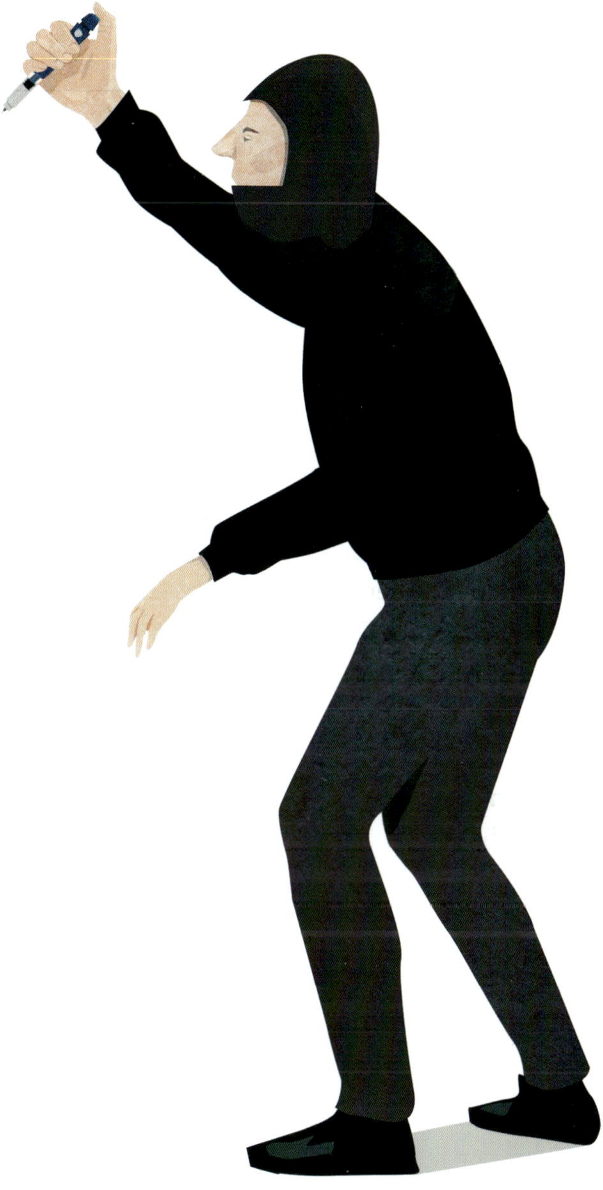

Insulin verschwindet im Blutkreislauf." Die Ermittler indes waren schlauer als der Pfleger, der lebenslang im Zuchthaus landete.

Das klingt beunruhigend. Ist mein Insulinpen eine Waffe? Ich suche Rat bei einem Experten, für den Gevatter Tod ein guter Bekannter ist. Rechtsmediziner Professor Gerhard Kernbach-Wighton aus Bonn untersucht jährlich rund 400 Leichen mit anfangs unbekannter Todesursache. Weil es sich bei Insulin um ein körpereigenes Eiweiß-Hormon handele, das vom Körper abgebaut werde, könne es durchaus als Mordinstrument fungieren, meint er. In den 1980er-Jahren etwa ermordeten sogenannte „Todesengel von Lainz" im gleichnamigen Wiener Krankenhaus Patienten mit Insulin. 2010 wurde in Dresden eine Krankenschwester verurteilt, weil sie ihrer Mutter, ihrer Großmutter und einem Patienten Überdosen Insulin gespritzt hatte, mit teils tödlichem Ausgang.

Insulin-Morde finden offenbar selten, aber regelmäßig statt. Der Klassiker: Reiche, ältere Person mit Diabetes und großer Erbmasse entschläft nach plötzlicher Unterzuckerung. Ob das jemandem auffällt? Wohl nicht immer. Rechtsmediziner Kernbach-Wighton bekennt, dass die Beweisführung nicht einfach sei. Zwar könne man beispielsweise rund um die Einstichstelle einen erhöhten Insulingehalt ermitteln. „Das geschieht aber in der Regel nur, wenn der den Tod feststellende Arzt einen Verdacht hegt“, so der Professor, der schon in seiner Doktorarbeit über die tödliche Kraft des Insulins schrieb. Seither wird Kernbach-Wighton jedes Jahr etwa fünf Mal als Experte hinzugezogen, so irgendwo in Deutschland ein mutmaßlich mit Insulin getöteter Mensch auf einer Bahre liegt. Nur selten bewahrheite sich der Verdacht, so der Rechtsmediziner, an maximal zehn Mord- und Selbstmordfälle in 30 Berufsjahren könne er sich erinnern. Bei mehr als 12.000 untersuchten Leichen kein besonders hoher Wert.

Ist Insulin nun das ideale Mordinstrument, wie Krankenpfleger Barlow einst tönte? Eher nicht, meint Kernbach-Wighton. „Insulin wirkt bei jedem anders.“ Kurze Pause, dann vielsagend: „Da gibt es andere Möglichkeiten.“ Welche, will ich nicht wissen. Ich erinnere mich an einen Fall aus einer Diabetesklinik, in der ich mal behandelt wurde: Dort brachte es eine depressive Diabetikerin zum Topthema auf den Fluren, als sie sich mit einer großen Menge Insulin umbringen wollte – was ihr zum Glück nicht gelang, weil sie gerettet wurde. Zugegeben, das war jetzt ein ungelenker Versuch, dieser morbiden Kolumne etwas Positives einzuhauchen.

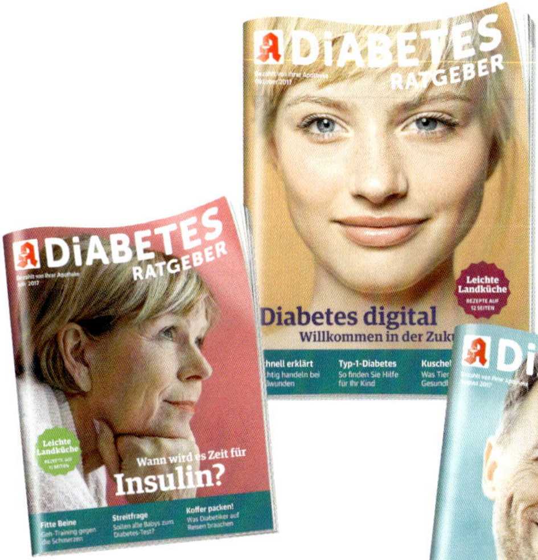

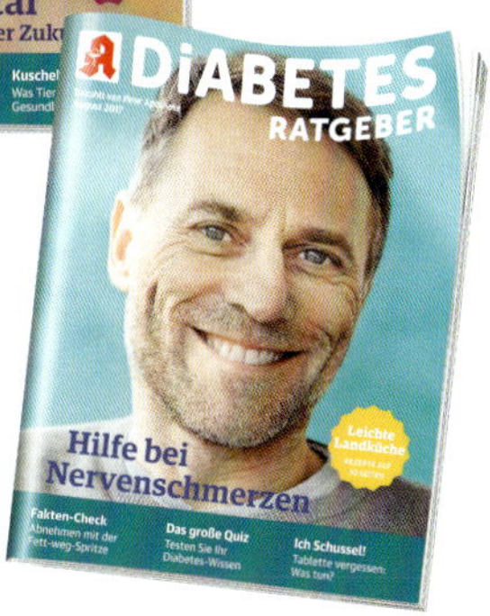

Lust auf mehr?

→ Die Kolumnen von Stephan Seiler erscheinen jeden Monat im *Diabetes Ratgeber,* dem kostenlosen Gesundheitsmagazin aus Ihrer Apotheke. Fragen Sie danach!
Darüber hinaus bietet der *Diabetes Ratgeber* Antworten auf alle Fragen zur „Zuckerkrankheit" – unabhängig und leicht verständlich.